TAQUI
HERTZ

CARO(A) LEITOR(A),

Queremos saber sua opinião
sobre nossos livros.
Após a leitura, curta-nos no
facebook.com/editoragentebr,
siga-nos no Twitter **@EditoraGente**
e no Instagram **@editoragente**
e visite-nos no site
www.editoragente.com.br.
Cadastre-se e contribua com
sugestões, críticas ou elogios.

ELAINNE OURIVES
AUTORA BEST-SELLER

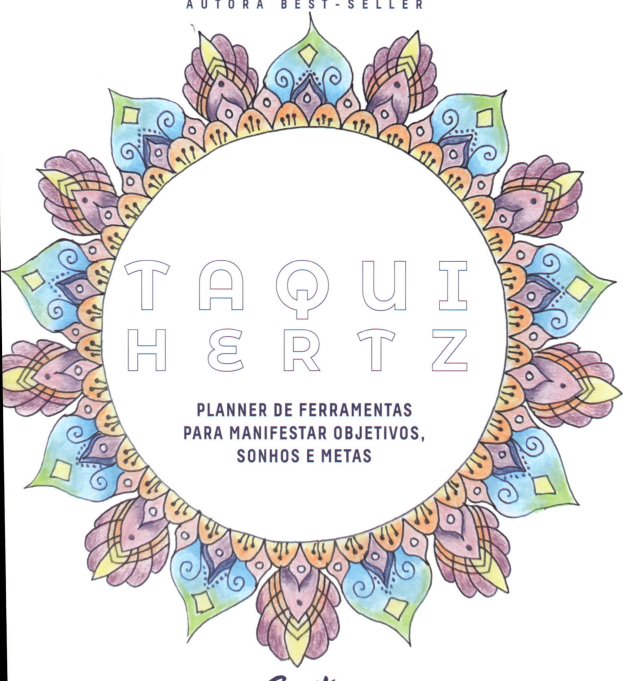

TAQUI HERTZ

PLANNER DE FERRAMENTAS PARA MANIFESTAR OBJETIVOS, SONHOS E METAS

Gente editora

Diretora
Rosely Boschini

Gerente Editorial Sênior
Rosângela de Araujo Pinheiro Barbosa

Editora Júnior
Rafaella Carrilho

Produção Gráfica
Fábio Esteves

Capa
Sagui Estúdio

Diagramação
Linea Editora

Edição e ilustrações
Alice Tischer

Revisão
Wélida Muniz

Impressão
Geográfica

Copyright © 2022 by Elainne Ourives
Todos os direitos desta edição
são reservados à Editora Gente.
Rua Natingui, 379 ~ Vila Madalena
São Paulo, SP ~ CEP 05443-000
Telefone: (11) 3670-2500
Site: www.editoragente.com.br
E-mail: gente@editoragente.com.br

Dados Internacionais de Catalogação na Publicação (CIP)
Angélica Ilacqua CRB-8/7057

Ourives, Elainne
  Taqui Hertz : planner de ferramentas para manifestar
objetivos, sonhos e metas / Elainne Ourives. - São Paulo :
Editora Gente, 2022.
  96 p.

ISBN 978-65-5544-266-3

  1. Desenvolvimento pessoal I. Título

22-5451   CDD 158.1

Índice para catálogo sistemático:
1. Desenvolvimento pessoal

Nota da Publisher

A cocriação é uma ferramenta poderosa, capaz de nos levar a uma realidade de abundância e materialização de sonhos, mas, em um mundo tão dessincronizado com o poder infinito que existe em cada um de nós, nem sempre cocriar é algo fácil e palpável.

Então, o que fazer se queremos utilizar essa ferramenta em nosso cotidiano para transformar a nossa realidade? Como podemos acessar o nosso eu Holo Cocriador e conquistar tudo o que sempre desejamos? É possível tomar as rédeas da cocriação e concretizar um futuro abundante?

Neste livro, Elainne Ourives, autora best-seller da trilogia DNA, responde todas as nossas dúvidas e nos fornece uma gama de ferramentas práticas para projetar a planta dos seus sonhos e aplicar de maneira estratégica a cocriação de realidade. Aqui você aprenderá os conceitos Taqui-Hertz e construirá o passo a passo para alcançar a vida que você sempre quis, além de potencializar o poder de materialização que há dentro de você.

Com 25 Taqui-Hertz poderosos, contendo atividades práticas, reflexões e testes, você terá tudo disponível para botar a mão na massa e se tornar o arquiteto das próprias conquistas! Boa jornada!

ROSELY BOSCHINI
CEO e Publisher da Editora Gente

Quem é Elainne Ourives?

ELAINNE OURIVES é Mestra e Treinadora de Treinadores em Mestres da Atração e Ho'oponopono Certification™. Formada pelos doutores Joe Vitale, Mathew Dixon e Ihaleakala Hew Len na Global Sciences Foundation (Califórnia, Estados Unidos); mestra em Direito da Atração e Treinadora de Treinadores em Law Of Attraction® Joe Vitale, Elainne é autora best-seller da trilogia DNA: *DNA Milionário®*, *DNA da Cocriação®* e *DNA Revelado das Emoções®* e de *Cocriador da realidade*, todos publicados pela Editora Gente.

Há mais de vinte e seis anos, Elainne é pesquisadora nos campos da Reprogramação Mental, Física Quântica e Neurociência. Possui mais de duzentos livros digitais publicados e, atualmente, são 200 mil alunos participando de seus cursos, em 31 países, sendo mais de 100 mil deles apenas no Holo Cocriação®.

A autora é certificada como Mentora pelo HeartMath® Institute (Califórnia, Estados Unidos). Suas certificações são: Mentoria HeartMath Resilience™, certificação Clínica Heartmath para Estresse, Ansiedade e Regulação Emocional HeartMath®. É mentora do Programa de Certificação on-line HeartMath de Intervenções para Profissionais da Área da Saúde e do Programa de Construção de Resiliência Pessoal.

Elainne é ainda formada em Neurociências, Psicanálise, Ativismo Quântico ~ pelo cientista indiano Amit Goswami ~ e em Desdobramento Quântico do Tempo ~ pelo físico francês Jean Pierre Garnier Malet.

Ativista Quântica e Multiplicadora oficial do Ativismo Quântico, treinada por Tom Campbell (ex-NASA), Gregg Braden, Bob Proctor, Joe Dispenza, Bruce Lipton, Deepak Chopra e Tony Robbins, a autora possui mais de 100 milhões de visualizações nos seus conteúdos das redes sociais Instagram, YouTube e Facebook; e mais de 2 milhões de seguidores em todas as redes. Atualmente, conta com mais de 100 mil depoimentos postados e documentados em redes sociais e mais de 2 mil validações científicas registradas em cartório!

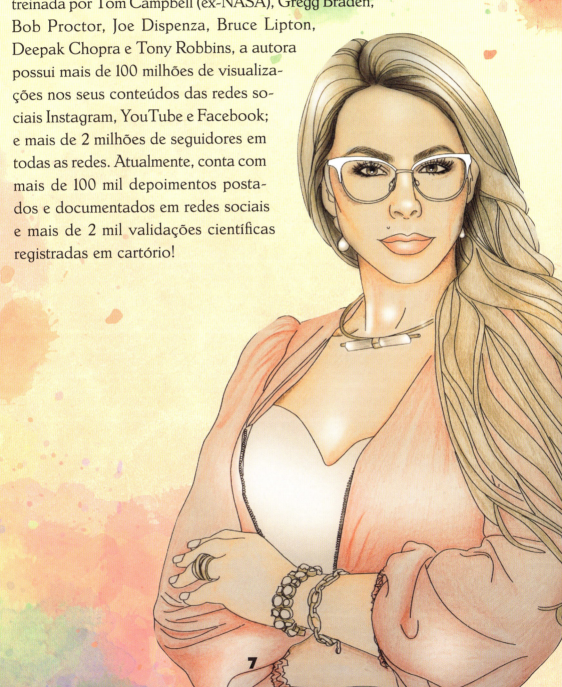

Sumário

Introdução 10

Taqui-hertz 01 11

Taqui-hertz 02 17

Taqui-hertz 03 19

Taqui-hertz 04 24

Taqui-hertz 05 26

Taqui-hertz 06 28

Taqui-hertz 07 29

Taqui-hertz 08 31

Taqui-hertz 09 33

Taqui-hertz 10 36

Taqui-hertz 11 37

Taqui-hertz 12 40

Taqui-hertz 13 43

Taqui-hertz 14 47

Taqui-hertz 15 49

Taqui-hertz 16 52

Taqui-hertz 17 53

Taqui-hertz 18 54

Taqui-hertz 19 55

Taqui-hertz 20 56

Taqui-hertz 21 57

Taqui-hertz 22 58

Taqui-hertz 23 64

Taqui-hertz 24 68

Taqui-hertz 25 79

Conclusão 82

Holo Cocriação® 84

Caderno de anotações 93

INTRODUÇÃO

O que vou ensinar a você neste material vai emponderá-lo completamente para que tome as rédeas de qualquer cocriação em suas mãos. A partir do momento em que utilizar todos os Taqui-hertz que vou apresentar, tudo será possível.

O método foi inspirado no taqueômetro, um aparelho de medição de distâncias, ângulos e relevos; já conhecido como Taquions Hertz, o qual costumo definir como a fonte de toda frequência no Universo.

Logo, o taqueômetro auxilia na criação das plantas topográficas, ajudando o projetista a situar, corretamente, a obra como um todo e os elementos construtivos dentro de um terreno. E é exatamente isso que faremos aqui neste planner, mas com seu SONHO!

Dessa vez, o projetista é você; eu apenas disponibilizarei a ferramenta para ajudar a calcular a distância que existe entre você e seu sonho. E, assim, traçar os componentes organizadores e transformar a "planta" da sua vida em uma obra concluída com sucesso.

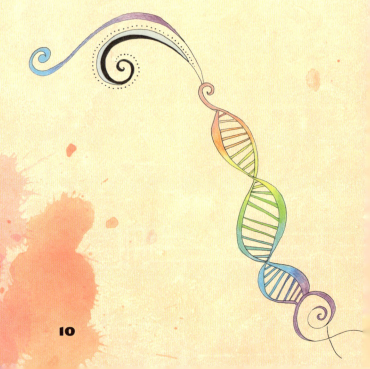

Taqui-hertz 01

OS CINCO DESEJOS ANTES DE QUALQUER COCRIAÇÃO

Hoje, eu quero apresentar o primeiro Taqui-hertz que o ajudará a cocriar qualquer coisa que deseje pelo caminho mais rápido e fácil que puder imaginar. Essa primeira ferramenta envolve cinco desejos que qualquer ser humano deve aprender a desenvolver para cocriar.

Isso será possível porque você entenderá que todas as pessoas são cocriadoras. No entanto, como a maioria é inconsciente do que está cocriando, acaba tendo muita dificuldade em discernir todo o processo.

O primeiro Taqui-hertz envolve cinco tipos de desejos e o primeiro deles é o Desejo Definido. Esse tipo de anseio significa que, antes de aprender a cocriar qualquer coisa, você precisa ter total entendimento do seu objeto de cocriação. Essa percepção envolve plena consciência do que realmente deseja manifestar. E, para isso, algumas respostas devem estar claras, tais como:

O que você quer?

Em qual cenário isso acontecerá?

Se o que você deseja pudesse ser expressado
em uma imagem, qual seria ela?

Para o seu anseio ser definido, não basta dizer que almeja um carro, é preciso que tenha plena clareza de qual é o modelo, cor, ano, cheiro. **Definir como ele é por dentro e por fora**. Logo, como se sente quando está olhando para esse veículo? Qual é a sensação ao sentar-se no banco? Qual é o som do motor? Como é segurar no volante?

Quando tiver total compreensão sobre qual é a cocriação que quer manifestar, terá o seu desejo decretado. Portanto, não adianta passar por nenhuma das próximas ferramentas se não estiver ciência dele, pois todo o resto sofre a interferência da sua falta de clareza.

Agora, se já tem o seu desejo definido, pode ir para o próximo, que é o **Desejo Ardente**. Isso quer dizer que não basta apenas ter convicção daquilo que quer, é muito importante que esse objetivo seja algo latente em sua vida.

Em outras palavras é algo que DESEJA MUITO, pelo qual é apaixonado. Algo que só de falar já eleva a sua vibração. Este segundo estágio é o principal combustível na condução da sua jornada.

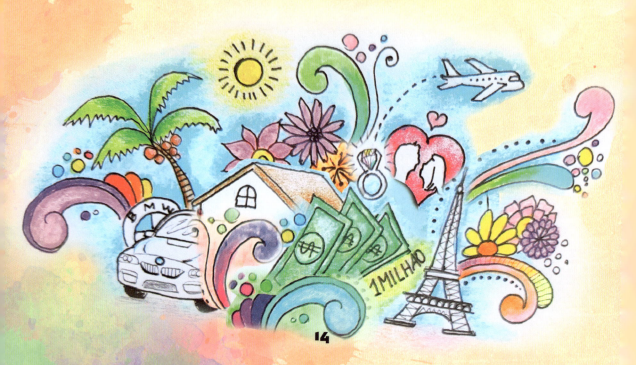

O terceiro é o **Desejo Constante**. Se já tem clareza sobre o que quer e sabe que é algo pelo que anseia muito, o que precisa agora é manter constância em relação a esses dois pontos. Sendo assim, se o seu sonho é ter uma casa na praia, e isso é algo que deseja, de maneira ardente, a proposta aqui é manter a chama dele viva dentro de você.

Preste atenção! Manter essa luz significa que, não importa o que aconteça, nem o quão difícil possa parecer, nem o quão impossível possa estar agora, precisa dar um jeito de manter esse desejo vivo dentro de você, constante e frequentemente, recordando-se dele com a certeza de que já é real.

O **Desejo Inabalável** é o quarto item deste processo. Essa parte se fortalece quando a etapa anterior (o Desejo Constante) está firme dentro de você, porque todos estão interligados e quanto maior for um, maior será o outro.

Essa categoria é a certeza de que você conseguirá aquilo que mais quer, não importa a sua idade, profissão; se está doente ou a léguas de distância do que deseja. O ponto dela é a sua fé convicta de que é impossível não conseguir o quer, basta persistir até conseguir.

O quinto desejo é o **Desejo Grato**. Sabe o que ele é? É uma mescla de confiança, alegria e muita gratidão, porque, no fundo, você já sabe que isso lhe pertence e não importa o que aconteça, nada pode tirá-lo de você, porque já é seu!

O Desejo Grato é um sentimento de que você confia tanto no processo de manifestação do que deseja que vive cada um dos seus dias com a sensação de que está tudo bem, porque tudo o que está acontecendo faz parte da manifestação do seu desejo e você se sente bem com isso. Se sente grato e olha para os céus e agradece!

O Desejo Grato é extremamente poderoso, pois, sempre que você fechar os olhos, ele lhe dá a certeza de que você já vive e experimenta exatamente o que quer. E esse é o seu primeiro Taqui-hertz para a cocriação de qualquer coisa que queira.

Os seus cinco desejos precisam estar unidos, completos e convictos dentro de você:

Desejo Definido:
Desejo Ardente:
Desejo Constante:
Desejo Inabalável:
Desejo Grato.

E agora, será que você está pronto para acessar o segundo Taqui-hertz?

Taqui-hertz 02:
O COCRIADOR 3D

A partir do momento que tiver absoluta certeza dos seus cinco desejos, chegou o momento de ativar o Cocriador 3D, que é o cocriador que conheceu as 25 ferramentas Taqui-hertz e sabe que manifestar qualquer coisa que queira dependerá apenas da sua própria decisão.

Por isso, o Cocriador 3D é aquele que tomou uma decisão. Ou seja, qual é a resolução que tomará, a partir de agora, rumo à materialização definitiva do que deseja? Reforço que essa decisão não é um "palpite", não é um "eu acho" e nem um "talvez". Essa decisão deve ser tomada com firmeza. É convicta e inquestionável! Não pode haver uma gota de insegurança nela.

Desse modo, o Cocriador 3D entende que o seu 1D significa um cocriador decidido, alguém que, inegavelmente, está traçando um caminho muito claro para chegar aonde deseja. Já o Cocriador 2D é o que está disposto. Sabe o que isso quer dizer? De nada adianta obter uma decisão definitiva se, no meio do trajeto, se sentir cansado e desistir.

É preciso estar preparado para pagar o preço que for necessário; não importa se acha que custará caro. Assim como não deve se preocupar se os outros acharão o valor alto demais. Tudo isso é desculpa! São crenças limitantes e sabotadores que aparecerão na forma de seus atores e atrizes, validando alguma informação da sua mente inconsciente para impedir que você alcance o que deseja simplesmente porque está cansado.

Uma vez que entende que o **Cocriador 3D é uma soma de Decisão, Disposição e Disciplina**, você se abre para reconhecer que ele é o cocriador que estabeleceu disciplina em cada uma das etapas do processo de cocriação da sua realidade.

E, aqui, eu quero deixar uma coisa clara: disciplina, por mais fácil que possa parecer, será uma das coisas que mais exigirá atenção. Ela é extremamente fundamental no processo de manifestação dos seus sonhos, porque, sem disciplina, o seu desejo é apenas um objetivo que levará para o túmulo.

Disciplina é hábito! Disciplina é mudança! Disciplina é regra! Disciplina é organização mental e comportamental!

Dessa forma, guarde muito bem a importância do segundo Taqui--hertz para que logo desenvolva o cocriador que é; aquele decidido, disposto e disciplinado!

O Cocriador 3D é uma soma de Decisão + Disposição + Disciplina.

Taqui-hertz 03:
A FOTOGRAFIA MAIS IMPORTANTE DO MUNDO

Este processo significa que você montou, mentalmente, a imagem clara da manifestação do seu desejo. E, para que essa fotografia seja a mais importante do mundo, ela precisa conter algumas informações que farão com que essa foto seja mágica para você. Tão mágica a ponto de possuir todos os elementos cruciais que favoreçem o colapso da função de onda.

Mesmo que não entenda o que isso significa, se seguir os passos que eu vou lhe passar adiante para construir essa fotografia na sua cabeça, terá o porta-retrato mental mais relevante do planeta Terra para a cocriação de qualquer coisa que queira.

Para que esse seja o retrato mais necessário da sua vida, ele precisa conter as seguintes informações: quais são os detalhes visuais desta imagem? Saiba que ela deve representar o seu Desejo Definido! Lembra-se dele? Este é o momento em que você constrói uma ilustração muito precisa do que representa esse desejo.

Local: qual é o local dessa imagem? É o seu carro, é a sua nova casa, é você segurando um troféu em cima de um palco, é o dia do seu casamento na praia? Onde você está? Onde aquilo que mais anseia está acontecendo?

Roupa: qual é a roupa que está usando? Vamos, eu preciso que tenha todos esses detalhes... é uma calça? É um vestido? Qual roupa usará durante a realização do seu desejo?

Semblante: como está o seu rosto? Como está a sua boca? Como estão os seus olhos? Como é o seu sorriso enquanto está vivendo exatamente aquilo que deseja?

Recrie a imagem nestas páginas.
Pode ser um desenho ou uma colagem.

E, assim como essa fotografia precisa estar definida visualmente (para ela ser a mais importante do mundo), os outros sentidos durante a manifestação dela precisam estar claros para você.

Som: qual é a melodia? Qual é o som da sua voz? O que está dizendo? O que estão falando para você durante esse momento?

Cheiro: qual é o cheiro dessa realização? Qual é a essência do seu perfume? Qual é o aroma do ambiente em que se encontra?

Sabor: qual é o sabor de estar realizando isso? Qual é o gosto na sua boca? Como está a sua saliva enquanto vivencia mentalmente a materialização daquilo que deseja?

Emoção: qual é a sua emoção e sentimento quando pensa sobre isso? O que sente?

Para que a imagem desse retrato seja formada é preciso que utilize cada um dos seus sentidos: visão, audição, olfato, tato e paladar. E assim que tudo isso estiver claro, imagine que alguém está tirando uma fotografia de você no ápice da realização do seu sonho, aquele momento em que você realmente prova que realizou o que queria.

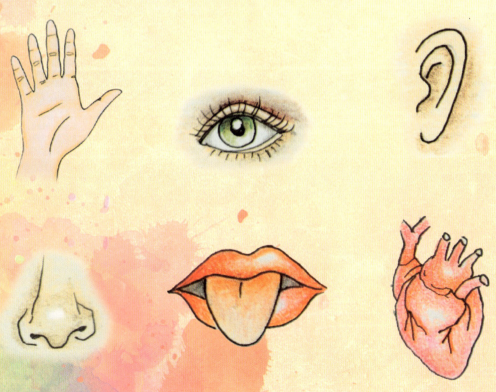

Taqui-hertz 04:
A VISUALIZAÇÃO TURBO 06

Não basta apenas ter a fotografia mais importante do mundo, o quarto passo do Taqui-hertz mostra que o modo como visualiza essa foto faz toda a diferença para a concretização do seu desejo. Por essa razão, quero apresentá-lo à Visualização Turbo 06:

Visualização Turbo 01: mentalize o que quer de maneira específica, assistindo à si mesmo dentro da cena, como em um filme. É você observando a sua própria película, cuja cena representa a realização do que deseja.

Visualização Turbo 02: amplie a visualização de tamanho. Aumente você, o local, expanda todos os detalhes que envolvam essa imagem.

Visualização Turbo 03: coloque cores e som na fotografia. Ela não pode estar em preto e branco. Deve ser colorida e ter barulho. Logo, qual é o som da manifestação do seu sonho?

Visualização Turbo 04: entre na imagem! É como se estivesse assistindo ao filme da realização do seu desejo e, de repente, entrasse na cena, como se seu corpo físico fosse parte integrante do seu próprio sonho. Agora, não está mais se vendo de fora, está lá dentro, vivenciando a manifestação dele.

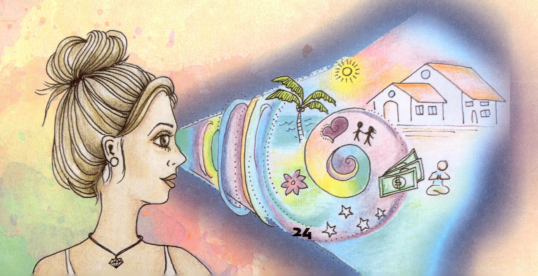

Visualização Turbo 05: sinta muita emoção! Emoção de alegria, de sucesso! Emoção de conquista, de vitória! Emoção de muita, mas muita gratidão, porque finalmente está experimentando a melhor sensação do mundo: ter realizado o seu sonho.

Visualização Turbo 06: no ápice, entre em Ponto Zero! Sabe o que isso significa?

1) O seu desejo está definido;
2) O seu desejo é ardente;
3) O seu desejo é constante;
4) O seu desejo é inabalável;
5) O seu desejo é grato!

Neste momento, os seus cinco desejos estão convictos dentro de você. Isto é, enquanto cocriador está ativado o seu 3D (Decidido, Disposto e Disciplinado). A sua fotografia mais importante do mundo está clara e não há nenhuma dúvida de que a sua Visualização é Turbo 06. Portanto, agora é o instante mais importante.

Aqui você está tão ativado, a sua Frequência Vibracional® está tão alta e completamente sintonizada ao seu desejo, que este é o momento PERFEITO para entrar em campo de Ponto Zero.

No ápice dessa visualização, silencie os seus pensamentos, apague tudo. Nem que seja por um ou três segundos e remova a visualização! Se for difícil não pensar em nada, coloque tudo em preto ou branco, pois isso é o Ponto Zero, é o ponto de Deus, onde todos os seus sonhos se materializam.

Então, pronto para o próximo Taqui-hertz?

Taqui-hertz 05:
O SABOTADOR MAIS PERIGOSO

O Taqui-hertz 5 parece extremamente simples se comparado aos anteriores, mas, acredite, aqui é o ponto que separa os cocriadores com verdadeiro potencial a fim de conseguirem tudo o que querem.

Assim, este estágio é o sabotador mais poderoso da humanidade. E, infelizmente, ele é subestimado por você, pelos seus pais, cônjuge, professores, vizinhos, amigos e qualquer outra pessoa que cruzou ou vai cruzar o seu caminho.

Este sabotador lhe é conhecido desde que nasceu; e não importa quantos cursos realizou, quantas técnicas aprendeu ou quantos livros leu, enquanto for um ser humano, terá que aprender a lidar com ele.

Primeiro, é importante que entenda que ele aparece na forma de desculpas, com o objetivo de fazer você acreditar que não vale a pena tentar. Logo, sabe qual é esse sabotador? É o MEDO! Nada atrapalha mais a sua jornada de manifestação dos seus desejos que o receio de conseguir o que quer e de também não alcançar o que deseja, porque em ambos os casos continuará com essa sensação.

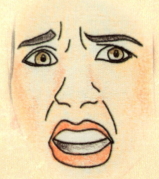

Esse é o sabotador mais perigoso do mundo porque a ideia de conseguir aquilo que mais quer traz muito receio, principalmente por ser algo diferente, algo novo, algo que a sua mente inconsciente não conhece. Portanto, ela rejeita e lhe enviará sinais o tempo todo de que isso é perigoso, arriscado, que não vale a pena e que é melhor desistir.

Ele deixará você assustado a ponto de tentar impedi-lo de lutar pelo que se quer, porque não realizar esse sonho é sinônimo de fracasso. É sinônimo de impotência! É demonstração de fraqueza, insegurança e insucesso! A certeza de que não importa o que faça, você é pequeno e incapaz de manifestar o que mais anseia.

Assim, o sabotador mais perigoso do mundo o mantém paralisado e você nem sequer reconhece a direção que precisa ir. Quando for para a direita, ele lhe mandará um sinal de que deveria ter ido para a esquerda. Quando for para a esquerda, dirá o contrário. Desse jeito, assim como uma barata tonta, você sente que sua vida parou e que não sai do lugar.

Portanto, tudo o que você precisa saber a respeito desse quinto Taqui-hertz é que o medo existe e será inevitável lidar com ele. A boa notícia é que só é possível vencer uma guerra quando identifica quem é o inimigo que está lutando contra você.

Taqui-hertz 06:
O SABOTADOR MAIS COMUM

Sabotador é tudo aquilo que, quando você está no caminho ou mesmo muito perto de manifestar aquilo que mais quer, o impossibilita de conseguir. Por isso, eu quero apresentar você a esta ferramenta para que possa se proteger deste trapaceador que aparece com tanta frequência e naturalidade na vida das pessoas. É ele que as vem impedindo de manifestarem aquilo que mais desejam.

Este sabotador é a ansiedade! Sabe aquela sensação de que aquilo que almeja está demorando muito para chegar e você já está louco para ver esse desejo se manifestando? Pois é, esse pressentimento é extremamente prejudicial no processo de cocriação dos seus sonhos.

Essa tentativa de acelerar as coisas, o sentimento de que está difícil, demorado, ou até mesmo confuso, são sinais de que você não confia no modo como as coisas se desdobram. Não confiar no processo e se sentir ansioso é fatal na paralisação do decaimento do átomo que estava prestes a tornar real o que você queria, mas, agora não será mais realizado porque a angústia é uma das principais causas do Efeito Zenão.

O Efeito Zenão nada mais é do que estar a um passo de realizar o seu sonho e, de repente, tudo se desmorona e nada mais será manifestado, porque provocou a interrupção do processo de cocriação com o sentimento de ansiedade.

Taqui-hertz 07:
O MONSTRO DAS MIL DESCULPAS

O quinto, sexto e sétimo Taqui-hertz são complexos, por mais simples que pareçam, porque se trata de coisas que não são palpáveis. Não é algo que você pega com as mãos.

Sendo assim, é preciso que fique muito atento ao que estou ensinando e apresentando, pois não será possível entender tudo com a sua mente racional; será necessário que leve para o seu coração as três últimas ferramentas, de modo a internalizá-las como algo que é real. Porém, mesmo sendo verdadeira, pareceram subjetivas demais para se entender apenas com a razão.

Se o quinto Taqui-hertz é a sua compreensão sobre o medo e a importância de aprender a lidar com ele, e o sexto, a ansiedade que tanto provoca o Efeito Zenão no seu processo de cocriação, agora, o seu sétimo Taqui-hertz é um monstro de mil desculpas!

É muito pior que o medo e a insegurança juntos, porque ele é o conjunto de tudo o que você teme e hesita, assim como tudo o que o cerca que comprova, demonstra e o faz acreditar que aquilo que mais quer é IMPOSSÍVEL de conseguir na situação em que se encontra.

Esse monstro de mil cabeças dará um milhão de desculpas, argumentos e motivos para você não atravessar essa ponte, porque esse bicho-papão vai lhe garantir que, quando a estiver percorrendo, ela vai quebrar.

Sabe qual é essa criatura assustadora? Ela se chama barreira do terror, também conhecida como campo repelente, porque repele completamente a ideia de que você deve prosseguir rumo ao que deseja.

Logo, a barreira do terror se fixa em todos os seus medos e se sustenta por causa de todas as suas ansiedades, exatamente tudo o que mais teme, principalmente de maneira inconsciente. Assim que subir na ponte e se aproximar do seu desejo, esse monstro vai aparecer.

E, aqui, infelizmente, não há nada que ninguém possa fazer por você para que consiga ultrapassar essa barreira. É preciso enfrentar essa situação. Então, como eu adoro dizer: ainda que esteja com muito medo, deve ir com medo mesmo, pois essa será sua grande virada de chave.

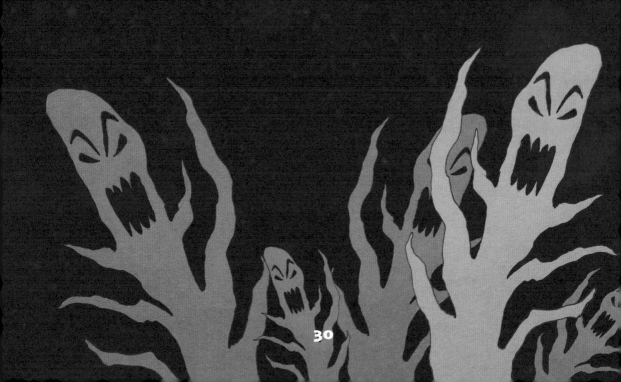

Taqui-hertz 08:
AS CATARSES

A oitava ferramenta Taqui-hertz é maravilhosa, importante e mágica, porque são raras as pessoas que não passarão por, pelo menos, uma espécie de catarse durante toda sua jornada de manifestação de desejos.

Catarse é tudo o que começa a sentir quando está atravessando a ponte e o "monstro de mil desculpas" surge! É quando está aprendendo a desprogramar as suas crenças, enfrentar seus medos e reprogramar uma nova realidade que esse fantasma aparece.

Sabe quando está limpando todas essas memórias de dores que guardava dentro de você? É neste momento que a catarse acontece! Então, ela faz parte do seu processo de limpeza e superação. É o que colocará um fim ao seu receio de alcançar o que almeja.

Ela pode acontecer em forma de doenças emocionais ou físicas. Tal como crises de choro, alergias, tosses, confusões mentais e tantos outros sintomas. Enfim, é um momento que pode parecer que tudo virou de cabeça para baixo e que, aparentemente, existe muito sofrimento interior.

Neste estágio, é tanto sofrimento, dor e desespero que você cai em uma vibração tão baixa que é como se o monstro de mil desculpas o tivesse puxado para um poço tão fundo, escuro e impossível de sair que você não faz mais ideia do que precisa fazer.

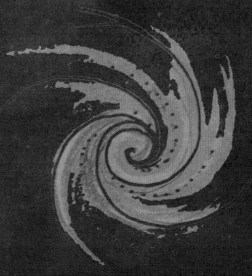

Quando isso acontece, aqueles seus cinco desejos não significam mais nada, pois não consegue acessá-los! Sabe o Cocriador 3D? Ele parece que é outra pessoa. E a sua Visualização Turbo 06? Você não tem força para sequer começá-la!

Algumas catarses são tão fortes que o levam para uma entropia psíquica; em outras palavras, é quase o mesmo efeito de pular de um prédio extremamente alto e cair de cara para o chão. O impacto emocional é tão arrebatador em sua vida que, caso não consiga sair rapidamente, tudo começa a dar errado, se desmaterializar e interromper o seu processo de cocriação.

A maioria das pessoas terão catarses e muitas uma entropia psíquica. Portanto, o segredo não é descobrir como não ter, mas como respeitar esse processo e aprender o mais rápido possível a se reerguer diante dele. Desta forma, toda vez que tiver catarses, lembre-se de tudo o que pode aumentar a sua vibração e teste a seu favor.

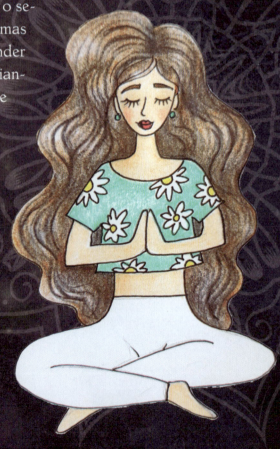

Sendo assim, faça a Técnica Hertz, escute as minhas aulas, ouça músicas que elevem a sua vibração, fique perto de pessoas que ama, dos seus animais de estimação, coma algo de que gosta, vá para um lugar que lhe faça bem. Respire e medite! Realize o que for preciso, porém saia desse ponto de baixa vibração o mais rápido que puder, com respeito e amor ao seu processo.

Taqui-hertz 09:
A CARTA DO FUTURO

O nono Taqui-hertz é muito precioso porque, não apenas reduz sua sabotagem ligada ao medo e à ansiedade, como também dá forças para lidar com o seu monstro de mil desculpas e qualquer uma das suas catarses.

Essa ferramenta é uma carta que você escreve para si mesmo e que lhe permitirá relembrar a qualquer momento o motivo pelo qual começou tudo isso. Esta carta do futuro precisa ser escrita em primeira pessoa e nada mais é do que você falando com o seu futuro, lhe dando a certeza de que, por não ter desistido, chegou lá!

Quando for escrever, coloque a data em que o seu Eu do Futuro já realizou o seu sonho e está contando para você que deu certo e como valeu a pena não ter renunciado. Vou dar algumas dicas:

01 - Insira a data em que acredita que já terá realizado o seu sonho;

02 - Lembre-se de que é você falando para si mesmo;

03 - Abuse da motivação, diga a si mesmo que vale a pena insistir e prosseguir até alcançar o que deseja;

04 - Conte, em detalhes, tudo o que aconteceu de bom em sua vida desde que realizou o seu objetivo;

05 - Escreva a carta e a leia em voz alta.

Esse é um instrumento extremamente poderoso no seu processo de cocriação da realidade, e só vai entender isso quem colocar em prática o que estou ensinando.

Escreva a sua carta aqui

Taqui-hertz 10:
NA HORA DE DORMIR

Aqui funciona o seguinte: toda vez que for dormir, deve lembrar que esse é um momento bastante propício para a sua mente inconsciente armazenar qualquer coisa que deseje.

O que significa que, antes de deitar-se, é mais fácil programar ou desprogramar a sua mente, pois nesse momento você está muito mais suscetível do que em qualquer outra hora do seu dia. Assim, a ferramenta envolve aproveitar a grande oportunidade de fixar qualquer coisa que queira em seu inconsciente para garantir aquilo que mais deseja.

Antes de adormecer, pense que é possível conquistar tudo o que quer e que, na verdade, já acessou isso. E para conseguir fazer o melhor uso do décimo Taqui-hertz, eu recomendo, pelo menos, uma destas três ações:

01 - Leia a sua carta do futuro toda noite, antes de dormir;

02 - Faça a sua Visualização Turbo 06 toda noite, antes de dormir;

03 - Coloque alguma música, mantra ou técnica que possa atuar na mente inconsciente enquanto você está dormindo.

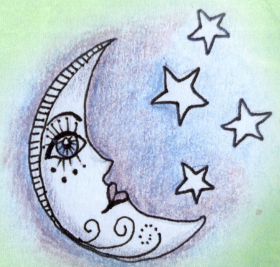

Taqui-hertz 11:
SEMPRE AO ACORDAR

O Taqui-hertz 11 é semelhante ao décimo, porém com um grande diferencial: no anterior você reforça uma informação para a sua mente inconsciente gravar com mais facilidade no momento de dormir. Esta ferramenta de agora deve ser praticada sempre ao acordar.

Inclusive, essas são as duas melhores oportunidades para fixar qualquer coisa que deseje em sua mente: o momento em que vai dormir e a hora em que acorda. Por isso, vou orientar que fortaleça qualquer uma das três coisas que foram sugeridas na etapa anterior, porém, agora, ela também será feita pela manhã, ao despertar-se.

O detalhe é que, como no décimo Taqui-hertz, existe a possibilidade de passar a madrugada inteira repro-duzindo uma informação para a sua mente inconsciente gravar. Então, vou aconselhar que escolha um mantra para carregar consigo durante o seu dia a dia.

Ao escolhê-lo (pode ser uma frase que faça sentido para você), repita-o em todos os momentos da sua rotina. Traga-o à tona sempre que puder. Por exemplo, este é um mantra que adoro e repito para mim há muitos anos. Sempre que olho no espelho, sempre que acordo, quando estou almoçando, dirigindo ou em qualquer outra situação, digo para mim:

"Eu sou a melhor do mundo naquilo que faço e,
por isso, eu sou tão bem remunerada!"

"Eu sou a melhor do mundo naquilo que faço e,
por isso, eu sou tão bem remunerada!"

"Eu sou a melhor do mundo naquilo que faço e,
por isso, eu sou tão bem remunerada!"

E pode definir uma frase que tenha mais significado para você neste momento! A maior sacada é fazer isso assim que acordar; naquele momento em que ainda está sonolento, pois esse é o instante que sua mente, tendenciosamente, vai armazenar qualquer coisa que disser a ela. Então, assim que abrir os olhos, lembre-se do seu mantra e o repita, mesmo que caia no sono logo em seguida, repita-o.

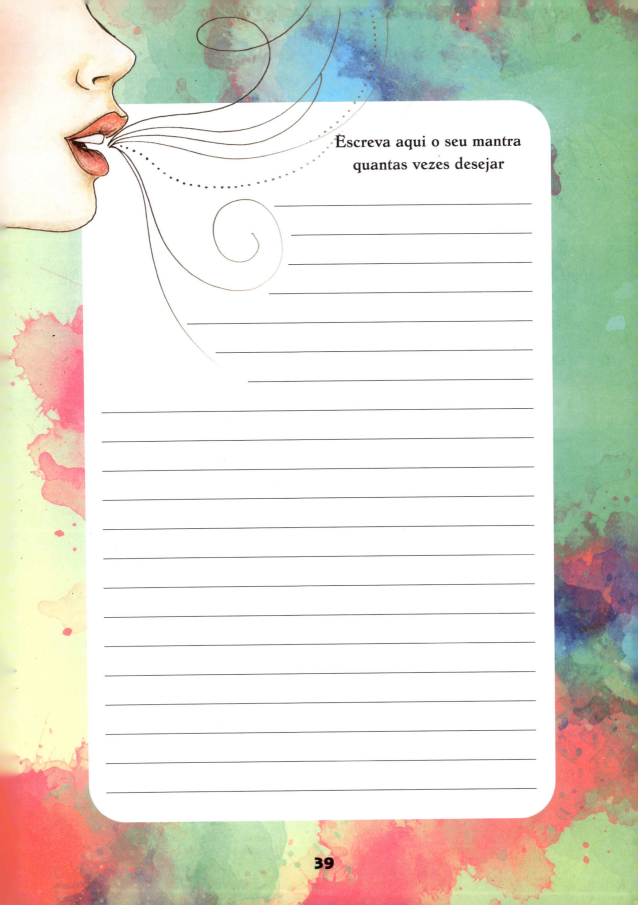

Escreva aqui o seu mantra quantas vezes desejar

Taqui-hertz 12:
A FREQUÊNCIA DA GRATIDÃO

Quero convidá-lo a desenvolver um dos Taqui-hertz mais poderosos de todo esse processo, que é a frequência da gratidão! Vibrar na frequência desse sentimento é uma das armas mais potentes para se cocriar aquilo que deseja. O problema é que a maioria das pessoas não sabe, realmente, como ser grato.

Uma das tendências mais comuns do ser humano é a capacidade de ser ingrato não apenas com os outros, mas sobretudo, com a vida que lhe cerca, que lhe foi dada e, principalmente, consigo mesmo. Por isso, para fazer uso da 12ª ferramenta, quero convidá-lo a praticar alguns exercícios que aumentam a sua capacidade de ser grato no dia de hoje.

A primeira coisa que quero que faça é parar por, pelo menos, cinco minutos e observar tudo o que existe ao seu redor. Não importa onde esteja nem como esteja, quero que olhe para tudo o que existe em torno de você e agradeça.

Se tem uma casa, agradeça, porque ela o protege do sol e chuva. Se não há um teto para cobrir a sua cabeça, agradeça o seu sentimento de liberdade de ir e vir do modo que lhe for mais conveniente. Seja grato pela roupa que usa, não importa se está velha, amassada, rasgada ou suja. Se está sentado sobre uma cadeira, cama, tapete ou sofá, também não importa, agradeça por ter onde se sentar. Se tem uma mesa, geladeira, fogão, guarda-roupa esse é o segredo, percebe? É ser grato por tudo que já tem.

Sabe por quê? Porque até você está cansado de reclamar de tudo. É sério, olhe quanta coisa tem na sua frente, olhe para tudo! Dos móveis aos objetos até a sua pasta de dente, sabonete, par de meias etc. Você jamais se tornará um mestre da cocriação se continuar na posição de vítima, de ingrato, de "reclamão", agindo como se tudo fosse pouco para você.

É impressionante como nos mantemos em uma posição em que tudo parece insuficiente para nos satisfazer. A única forma de sair disso é ativando a frequência da gratidão, vibrar acima dos 500 Hertz, olhando para si, para todos que o cercam e fazer a seguinte pergunta: o que essa pessoa ou situação me trouxe de bom? O que eu pude aprender com isso?

Reconheça a lição, o aprendizado e seja grato para que a sua vida possa ser um símbolo de materialização de sonhos e não de quem desistiu deles.

Escreva aqui suas gratidões

Escreva aqui suas gratidões

Taqui-hertz 13:

A FREQUÊNCIA DA ALEGRIA

Na ferramenta anterior, você aprendeu a desenvolver a frequência da gratidão, e no 13º Taqui-hertz, quero instruí-lo a avançar na da alegria! Alegria e gratidão são coisas completamente diferentes, porém, estão interligadas.

Enquanto na gratidão você aprende a enxergar tudo o que o cerca com sentimento de apreciação e reconhecimento, na frequência da alegria aprende a fortalecer um sentimento de contentamento e bem-estar profundo.

Uma vez que essa emoção vai lhe possibilitar conquistar aquilo que deseja por sincronicidade vibracional, ou seja, quanto melhor se sente, maior será sua capacidade de magnetizar coisas que lhe façam bem.

Para fazer uso deste Taqui-hertz, minha dica é que você escolha um dia para fazer todas as coisas que adora, dentro das condições em que se encontra. A missão para utilização dessa prática é a seguinte: escolha um dia para ser feliz, imagine que será o último da sua vida e faça valer a pena cada momento.

O que gosta de fazer? O que faz você sorrir? Gosta de tomar um café ou suco? Vá tomar a sua bebida favorita! Ama ouvir música e cantar no chuveiro enquanto toma banho? Faça isso! Só você sabe o que lhe traz verdadeira felicidade. Se é dirigir, andar de bicicleta, ir à academia, fazer amor ou sair com amigos.

Seja qual for o momento que faça bem a você, é sua obrigação escolher um para potencializar o seu sentimento de alegria e aumentar a sua Frequência Vibracional® de bem-estar. E alguns questionamentos podem ajudá-lo, se por acaso estiver com muita dificuldade em saber o que fazer.

Que local faria bem a você?

Que comida lhe traz uma boa sensação?

Qual bebida marcaria este momento?

Qual roupa quer usar neste dia?

Você prefere estar sozinho ou compartilhar esta alegria com alguém?

Não importa a sua escolha. Dê o máximo de si para que o seu coração vibre com leveza e, ao mesmo tempo, com a sensação de que as coisas estão dando certo e que você está feliz neste caminho. E lembre-se sempre: quanto mais grato e alegre você for, mais fácil será cocriar aquilo que mais deseja!

Faça uma lista de todas as coisas que deixam você alegre

Faça uma lista de todas as coisas que deixam você alegre

Taqui-hertz 14:
UM DIA VIVENDO COMO SE FOSSE REALIDADE

Eu simplesmente amo de paixão esse Taqui-hertz! Não é à toa que ele virou umas das minhas hashtags favoritas #vivacomosefosserealidade. Sendo assim, o 14º processo vai ajudá-lo a entrar no mundo do faz de conta, onde você pensa, sente e se comporta como a pessoa que já materializou aquilo que queria.

Para conseguir isso, a minha proposta é que escolha um dia para se aproximar e experimentar tudo o que envolve a materialização do seu sonho. Vou dar um exemplo para que fique bem fácil: digamos que esteja com o objetivo de cocriar um Porsche maravilhoso – esse é o carro dos seus sonhos! É importante que desenvolva o hábito de sentir que já tem um.

Para isso, nessas vinte e quatro horas em que potencializa o seu viver como se fosse realidade, eu recomendo que você vá a uma concessionária e entre no Porsche. Vá ver como é estar perto dele. Sente-se no banco, segure o volante, ouça o som do motor.

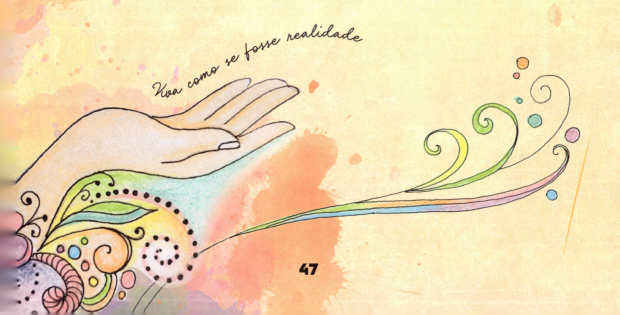

Você também pode fazer um milhão de coisas para se visualizar nesse veículo. Pode criar um vídeo com várias fotos dele a fim de mostrar para a sua mente que é você naquela situação! Espalhe fotografias desse carro pela sua casa, coloque a foto na tela do seu celular e computador. Alugue-o por uma hora ou por um dia, vá viver essa experiência! Talvez você não tenha o valor para comprar esse carro mês que vem, mas talvez possa locá-lo.

E isso vai funcionar para qualquer coisa que deseje, se é ficar rico, se casar, emagrecer, fazer as pazes com alguém. Visualize tudo como se já tivesse acontecido. E mais do que visualizar, se comporte como se esse seu sonho já fosse parte da sua realidade!

Se não conversa com seu pai há muito tempo e deseja fazer as pazes, comece a mandar mensagens de bom dia, boa tarde ou dizendo "eu te amo!" e contando sobre a sua vida. Se ele não quiser ler as suas mensagens, mande cartas pelo correio, faça a sua parte.

Simplesmente, viva como se tivesse o melhor pai do mundo. Viva como se tivesse a melhor namorada, melhor casa, melhor emprego, melhor ambiente de trabalho, melhor alimentação... Esse é o Taqui-hertz que diferencia as pessoas que cocriam uma vida épica muito mais depressa do que qualquer pessoa que cocria uma mediana levando algumas décadas.

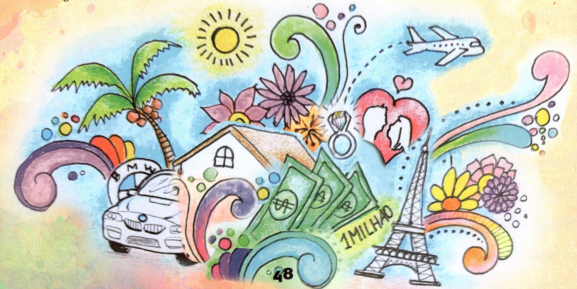

Taqui-hertz 15:
REFORÇANDO O PENSAMENTO

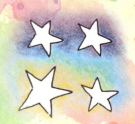

Se chegou até aqui, precisa entender que não basta apenas ter um pensamento positivo uma vez na vida e pronto. Não basta viver como se fosse realidade por apenas 24 horas. Não adianta definir os seus cinco desejos, fazer sua Visualização Turbo nem tirar um dia da sua vida para ser grato e em todos os outros dias ser um tremendo babaca.

O processo de cocriação da realidade exige constância, algo que é feito diariamente, o tempo todo, porque faz parte da sua energia. Então, o 15º Taqui-hertz vem para reforçar os padrões de pensamento positivos dentro de você.

O que quer manifestar? Não importa o que deseja, o que importa é se você está disposto a seguir cada uma das 25 ferramentas que eu estou lhe ensinando aqui, porque se falhar em qualquer uma desses, pode colocar todo o processo de materialização a perder!

Portanto, esta etapa exige que reforce o que pensa a respeito do que quer. É quando você começa a trazer lembretes e ativar o lado da sua memória mais positiva para que se recorde de tudo o que o fez chegar até aqui.

Pegue um papel, caneta e anote tudo o que o seu sonho representa para você: por que escolheu isso para sua vida? Por que quer tanto realizar esse desejo? Qual significado ele tem dentro do seu coração que o motiva a continuar na busca para materializá-lo?

Vamos, eu preciso que faça esse exercício! Preciso que o registre em papel, pois durante o seu processo de cocriação, a única coisa que realmente pode atrapalhá-lo é você mesmo e a opinião que tem de si mesmo.

Para facilitar sua vida, quero orientá-lo a espalhar por cada canto da sua casa, carro e ambiente de trabalho, informações que o ajudarão a ter certeza de que está no caminho certo e de que vale a pena prosseguir. Podem ser fotografias, bilhetes, cartas ou um quadro dos sonhos. O importante é dar um jeito de reforçar o seu padrão de pensamento.

O que você quer?

Taqui-hertz 16:
BLOQUEANDO O PENSAMENTO

Olha que interessante, na fase anterior eu expliquei a importância de você desenvolver, manter e reforçar o seu padrão de pensamento alinhado ao que deseja. Agora, quero instruí-lo a bloquear os pensamentos que, porventura, possam drenar a sua energia e lhe impedir de conquistar o que quer.

Para impedir esses pensamentos, o primeiro passo é identificá-los. E quando eu digo identificar, significa realmente reconhecer tudo o que pensa de negativo sobre determinada coisa, mesmo que a almeje. Por exemplo, diz que o seu sonho é casar-se, mas o que pensa do casamento? Quem conhece que tem um relacionamento bem-sucedido? É importante reconhecer as crenças limitantes que estão girando em torno do que quer realizar.

Você quer se casar, mas acha que toda mulher engorda quando casa, acha que o sexo acaba porque se casaram. Acredita que depois de um tempo, os dois param de se arrumar e viram apenas bons amigos. É sério que acredita que vai conseguir casar-se com alguém se continuar pensando desse jeito?

Isso serve para qualquer outra coisa que queira realizar. Você quer comprar um carro, mas acha que a gasolina é cara, que não compensa pagar o IPVA e muito menos o seguro, ou seja, o que está fazendo é falar para a sua mente que isso não vale a pena!

Portanto, para bloquear esse padrão de pensamento negativo, minha recomendação é que fique atento, como se ligasse um alarme interior e todo pensamento ruim que tiver. Você precisa repetir o comando: "Está cancelado! Cancelado! Cancelado! Chega! Acabou!".

Todas as vezes que reconhecer uma ideia desfavorável, mesmo que não ache que vai funcionar, repita o comando: "Está cancelado! Cancelado! Cancelado! Chega! Acabou!". Você não imagina o quanto esse Taqui-hertz é importante para permitir que você vá para o próximo nível.

Taqui-hertz 17:
24 HORAS EM MEDITAÇÃO

Esse é um processo valioso porque, diferente dos outros, aqui você aprende a interromper as mais variadas ações em relação à manifestação com o objetivo de focar apenas em meditar. Sim, sim, é isso mesmo!

O 17º Taqui-hertz para a cocriação da realidade é a meditação! Uma prática em que aprende a acalmar a sua mente, tranquilizando seus pensamentos, sentimentos e, principalmente, a sua respiração. Por mais que no começo pareça muito difícil, apenas se atente no modo como respira e sente o seu corpo, pois, com o passar do tempo da prática, verá que está cada vez mais apto a se concentrar no seu estado de presença a fim de ter mais clareza mental e emocional.

Em outras palavras, a meditação é o que mais o auxiliará, não apenas a perceber, mas a se preparar para uma contemplação do aqui e do agora! O momento em que começa a alcançar o verdadeiro significado da sua concentração de espírito. Quanto mais meditar, mais harmonia mantém na sua Frequência Vibracional®, consequentemente, mais fácil fica o processo de cocriação dos seus desejos.

Para desenvolver o exercício, busque sempre um local tranquilo em que possa tirar um tempo para si mesmo. De preferência, procure fazer suas meditações sentado, com a coluna ereta e cabeça erguida.

Algumas meditações são guiadas, outras destinadas à concentração apenas em sua respiração; seja qual for a sua escolha, o mais importante é se abrir para o momento e deixar que a prática traga os benefícios da sua capacidade de estar cada vez mais presente e seguro de suas próprias decisões.

Taqui-hertz 18:
ATIVANDO O AMOR-PRÓPRIO

Estamos quase chegando ao final das 25 ferramentas, e eu não poderia deixar de revelar o poder por detrás do 18º Taqui-hertz, que envolve a necessidade de aprender e reconhecer o seu próprio amor.

Ativar o amor-próprio significa, antes de tudo, abençoar o seu nascimento, reconhecer que a sua vida tem significado e propósito. Quando o alcança, entende que a coisa mais importante do mundo é o modo como se sente; é o seu próprio bem-estar e autoestima.

E esse amor-próprio está totalmente interligado ao processo de cocriação. Sabe por quê? Porque, por mais que tenha chegado até aqui completamente ciente do que deseja, se inconscientemente achar que não é merecedor disso, nesta altura do campeonato, com tudo o que está se abrindo para você, é como se perdesse tudo o que conquistou.

Portanto, comece a dizer a si mesmo o quanto é digno disso que deseja. Olhe para o espelho e afirme que pode, que é capaz e consegue. Diga que está pronto para receber.

E se você tiver que repetir um milhão de vezes ao dia, repita:

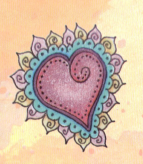

"Eu mereço! Eu mereço! Eu mereço! Eu mereço!
Eu mereço! Eu mereço! Eu mereço! Eu mereço!
Eu mereço! Eu mereço! Eu mereço! Eu mereço!
Eu mereço! Eu mereço! Eu mereço! Eu mereço!
Eu mereço! Eu mereço! Eu mereço! Eu mereço!
Eu mereço! Eu mereço! Eu mereço! Eu mereço!
Eu mereço! Eu mereço! Eu mereço! Eu mereço!"

Você merece a vida com que sempre sonhou. Esse objetivo que guardou em seu coração com tanto carinho e vem cultivando com tanto cuidado. A partir do momento que você tem certeza de que merece, acaba ativando o amor-próprio e, inevitavelmente, facilita o seu processo de cocriação.

Taqui-hertz 19:

RESPEITANDO AS LEIS UNIVERSAIS

Veja bem, se você chegou até aqui e o seu sonho não se materializou, talvez o motivo seja a sua falta de conhecimento ou mesmo a sua capacidade de não respeitar as leis que regem o Todo e não dependem apenas de você.

Isso significa que você tem o direito de cocriar qualquer coisa que queira, porém, todas as suas cocriações devem respeitar as Leis Universais. Em outras palavras, é realmente importante que entenda que não cria nada sozinho, mas cria em conjunto com o Universo. É a sincronicidade da sua Mente Inconsciente, Consciente e Superior.

Uma das leis mais desrespeitadas nesse processo é a lei da ação e reação; a que garante que se você planta, você colhe! O problema é que se semear coisas ruins, vai colher os frutos disso. E, muitas vezes, será preciso pagar as suas dívidas emocionais, espirituais e financeiras, antes de realmente ver a manifestação do seu sonho.

Outra lei que também costuma ser desconsiderada é a lei da gestação. Nada acontece de uma hora para a outra. Uma semente não vira uma árvore em um dia, do mesmo jeito que um perdão pode levar anos para acontecer.

O mais importante é se abrir para entender que as Leis Universais existem e elas influenciam completamente o processo de materialização dos seus sonhos.

Taqui-hertz 20:
ATIVANDO A ACEITAÇÃO

Você só pode mudar aquilo que aceita! O problema é que a frase parece uma espécie de paradoxo. Se aceitar, então por que vai mudar? E como vai mudar algo que aceitou? Sim, eu sei que parece uma incoerência, porém é muito mais que isso, é quando você aceita que tudo que está acontecendo é o melhor que poderia acontecer.

Você renuncia à resistência para compreender que todas as coisas da sua vida estão acontecendo em prol de um propósito maior. Quando reconhece isso com amor e se abre para extrair o melhor dessa experiência, também se abre para a mudança que precisa ocorrer, de modo a se tornar apto, pronto e merecedor daquilo que deseja!

Aceitar não tem nada a ver com zona de conforto, procrastinação ou acomodação. Esse 20º Taqui-hertz representa a verdadeira aceitação e resiliência da sua expansão de consciência, parando de forçar os resultados e permitindo observar a experiência com os olhos da fonte Criadora.

É nesta ferramenta que você tem a oportunidade de dar o maior salto quântico da sua vida! Ninguém passa para o próximo nível sem desenvolver a aceitação, porque é somente passando por esse estágio que você se abrirá para a verdadeira mudança.

E essa pode ser sua grande virada de chave. Sabe aquilo que mais quer, que definiu lá nos primeiros Taqui-hertz? Talvez só não tenha conseguido até agora porque realmente precisa mudar! Portanto, se quer ser rico, mas vive falando mal de quem é, precisa ser mais humilde e olhar para essas pessoas com amor. Se quer conquistar uma pessoa, porém tem dificuldade em tratá-la bem e respeitá-la como deve, como espera que ela o admire? Será preciso que altere o modo como vem se comportando diante disso.

Afinal, somente dessa forma, ativando a aceitação, é que você se abrirá para tornar real aquilo que deseja.

Taqui-hertz 21:
ATIVANDO O SOLTAR

De fato, chegar até aqui é o mais desafiador e, feliz ou infelizmente, é importante que você entenda de uma vez por todas a seguinte frase: você pode ter tudo o que você quiser, desde que não precise!

Quando sente que precisa de alguma coisa, acredite, você começa a acessar as mais baixas vibrações que existem, pois se precisa de alguma coisa é porque não a tem. Assim, o sentimento de escassez é acionado, junto com o de impotência, fracasso, ingratidão, incompreensão e todos esses de vibração inferior que são completamente opostos ao processo de soltar.

Sabe qual será o seu grande desafio neste processo? Parar de raciocinar sobre as coisas e forçar a situação para que ela chegue ao resultado que você acha melhor. Se sabe o que quer e seguiu cada uma das orientações que eu dei nas ferramentas anteriores, precisa confiar no Universo e no que já plantou até aqui!

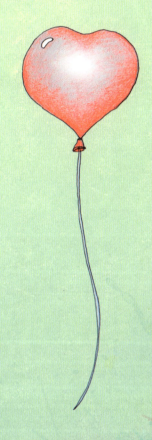

Faça a sua parte, de dentro para fora, e para a melhor utilização desta técnica, inicie um processo intenso de autoconfiança e confiança em Deus.

Quando confia em si mesmo, sabe que vai conseguir. Quando crê em Deus, sabe que a mente Dele está dentro da sua, possibilitando que somente as melhores experiências venham até você, ainda que não entenda o porquê está demorando ou pareça que jamais vai acontecer. Esta é a alma da cocriação: quando solta o resultado e deixa sua resolução na mão do Universo.

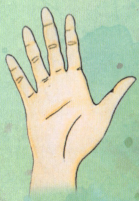

Taqui-hertz 22:
TERMÔMETRO DE SONHOS

Esta ferramenta vai ajudá-lo a aferir a temperatura dos seus sonhos através de perguntas simples, mas que dizem muito sobre a conexão entre você e seu desejo. Durante a atividade, você deve focar em apenas uma cocriação, seja ela grande ou pequena.

Se preferir, realize a atividade com quantos sonhos quiser, desde que foque em apenas um por vez. Depois, reflita sobre suas respostas e resultados. Quanto mais quente estiver, mais próximo estará de cocriá-lo, pois significa que mais identificação e conexão possui com seu objetivo. Em contrapartida, quanto mais fria a temperatura estiver, mais distante estará de cocriá-lo ou você ainda não acredita ser capaz de alcançá-lo.

Agora, leia a pergunta e escolha a resposta com que mais se identifica. Em seguida, some os resultados das respostas e os divida por dez. Dessa forma, encontrará a temperatura do seu sonho.

1 - Você consegue visualizar seu sonho?

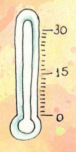

0 GRAUS = Não consigo, tenho muita dificuldade, pois ainda encontro barreiras ou me sinto incapaz de alcançá-lo.
15 GRAUS = Consigo um pouco, mas sinto que ainda falta um toque final, como, por exemplo, a emoção forte e os detalhes nítidos.
30 GRAUS = Consigo muito, sinto como se já fosse real, sempre me emociono e me arrepio quando pratico alguma técnica como a Técnica Hertz.

Resposta: _____

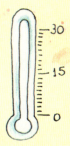

2 - Você consegue visualizar o local em que se passa seu sonho?

0 GRAUS = Não consigo, estamos eu e meu sonho literalmente vagando pelo Universo.
15 GRAUS = Consigo um pouco, tenho uma ideia de onde estamos, mas não sei detalhar com clareza e convicção.
30 GRAUS = Consigo muito, já me sinto até familiarizada com esse local de tanto visualizá-lo e sentir como se fosse realidade.

Resposta: _____

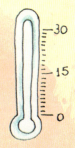

3 - Você consegue ver de modo nítido a roupa que está usando?

0 GRAUS = Não consigo, para mim isso nunca foi um detalhe importante.
15 GRAUS = Consigo um pouco, tenho apenas uma ideia de como gostaria de estar me vestindo quando a minha tão esperada cocriação acontecer.
30 GRAUS = Consigo muito, já decidi todos os detalhes como roupas, cabelo e perfume. Uma vez que é assim que minha versão do futuro está realizando esse grande sonho. Por isso, busco sintonizá-lo com o máximo de detalhes.

Resposta: _____

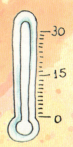

4 - Você consegue sentir emoção ao visualizar seu sonho?

0 GRAUS = Não consigo, até vejo uma imagem ou fotografia do momento, mas nunca percebi nenhum sinal de emoção ou sentimento com aquilo.
15 GRAUS = Consigo um pouco, sinto a felicidade e energia de estar acontecendo.
30 GRAUS = Consigo muito, sinto aquele momento se interiorizando pelo meu corpo, às vezes me arrepio, me emociono e agradeço o momento como se fosse 100% real.

Resposta: _____

5 - Você consegue se visualizar dentro do seu sonho?

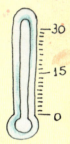

0 GRAUS = Não consigo, até sei o que quero, mas não me vejo dentro dele, ainda não há uma conexão entre nós.
15 GRAUS = Consigo um pouco, me vejo dentro dele, mas logo alguns pensamentos sabotadores aparecem e me desconecto.
30 GRAUS = Consigo muito, estou completo e por inteiro dentro do meu sonho. Me desligo do mundo real e vivo o momento sem distinguir visualização de realidade.

Resposta: _____

6 - Você emosentiza o seu sonho?

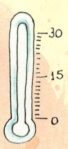

(Emosentizar: pensar, sentir e agir em congruência com seu desejo.)

0 GRAUS = Não, eu visualizo minha cocriação, mas durante o dia a dia meus pensamentos, sentimentos e ações não estão alinhados com esse desejo.
15 GRAUS = Um pouco, mas, às vezes, esqueço e volto ao piloto automático, me deixando ser influenciado pelo meio externo e tomando atitudes e sentimentos que não estão em congruência com meu sonho.
30 GRAUS = Muito, estou sempre praticando, sentindo e pensando o que o meu Eu do Futuro, que quero sintonizar, faria. Procuro bloquear os pensamentos e sentimentos negativos e reprogramá-los para não me atingirem.

Resposta: _____

7 - Você consegue sentir bem-estar após visualizar esse sonho?

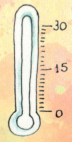

0 GRAUS = Não consigo, não muda absolutamente nada para mim.
15 GRAUS = Consigo um pouco, sinto um sentimento bom, mas não sei explicar.
30 GRAUS = Consigo muito, e saio com a certeza de que isso acontecerá, pois sou merecedor! Logo, minha ansiedade e preocupação se dispersam e vão embora.

Resposta: _____

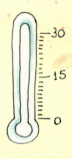

8 - Você consegue sentir como se seu desejo fosse real durante as visualizações?

0 GRAUS = Não consigo, pois isso não passa de um pensamento ou de uma visão mesmo.
15 GRAUS = Consigo um pouco, mas sinto que ainda falta alguma coisa pois não me conecto 100% com aquilo.
30 GRAUS = Consigo muito, vibro com todas as minhas células como se já fosse realidade.

Resposta: _____

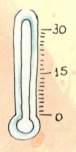

9 - Você consegue identificar as pessoas que estão com você?

0 GRAUS = Não consigo, isso não faz muita diferença, pois não muda nada se eu estiver sozinho ou com alguém.
15 GRAUS = Consigo um pouco, imagino que gostaria de realizar meus sonhos ao lado de quem eu amo.
30 GRAUS = Consigo muito, imagino minha família, amigos e meu grande amor me parabenizando e compartilhando da felicidade e energia de estar conquistando meus sonhos.

Resposta: _____

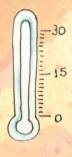

10 - Você consegue ouvir sons na sua visualização?

0 GRAUS = Não consigo, nunca analisei esse detalhe, ou minhas visualizações são totalmente mudas.
15 GRAUS = Consigo um pouco, tenho uma ideia do que as pessoas estão me dizendo, mas sem muita clareza das palavras.
30 GRAUS = Consigo muito, consigo falar, me expressar, ouvir exatamente o que as pessoas estão me dizendo.

Resposta: _____

Agora, some as respostas e as divida por 10 para conseguir a média da sua temperatura.

Resultados

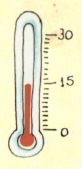

0 - 15 GRAUS: FRIO

A temperatura do seu sonho está fria. Isso pode significar que ele talvez não seja algo tão desejado por você ou que você sente que não é capaz de alcançá-lo. Às vezes, abraçamos sonhos que não são nossos e tenham sido impostos pela nossa família ou sociedade. Pergunte a si mesmo: o quanto eu quero isso? Esse sonho é realmente o meu?

Se mesmo assim constatar que é o seu anseio, utilize todas as ferramentas fornecidas nesta apostila para aumentar a temperatura e assim cocriá-lo em breve. Uma dica se tiver dificuldades de identificá-lo: comece com pequenas cocriações, assim adquire confiança e sente que é capaz de realizar tudo que deseja.

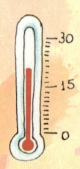

16 - 25 GRAUS: MORNO

Seu sonho está morno. Mas está no caminho certo! Não se preocupe. Com as ferramentas corretas, você aquece essa temperatura e já sabe o que precisa e o que já tem.

Sugiro que volte à ferramenta Taqui-hertz 3 e explore a técnica de visualização, aumentando a intensidade. Faça isso pelo menos duas vezes por dia, durante uma semana e depois refaça o teste. Assim, você notará que a realização do seu sonho estará próxima.

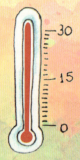

26 - 30 GRAUS: QUENTE

Seu sonho está muitooooo quente! Isso significa que o seu desejo está ardente. E já tem bastante conhecimento, ferramentas e técnicas que o estão ajudando a colocar tudo em prática. Quer dizer que, se continuar assim, e trabalhar a visualização diariamente, em breve o seu desejo se tornará realidade.

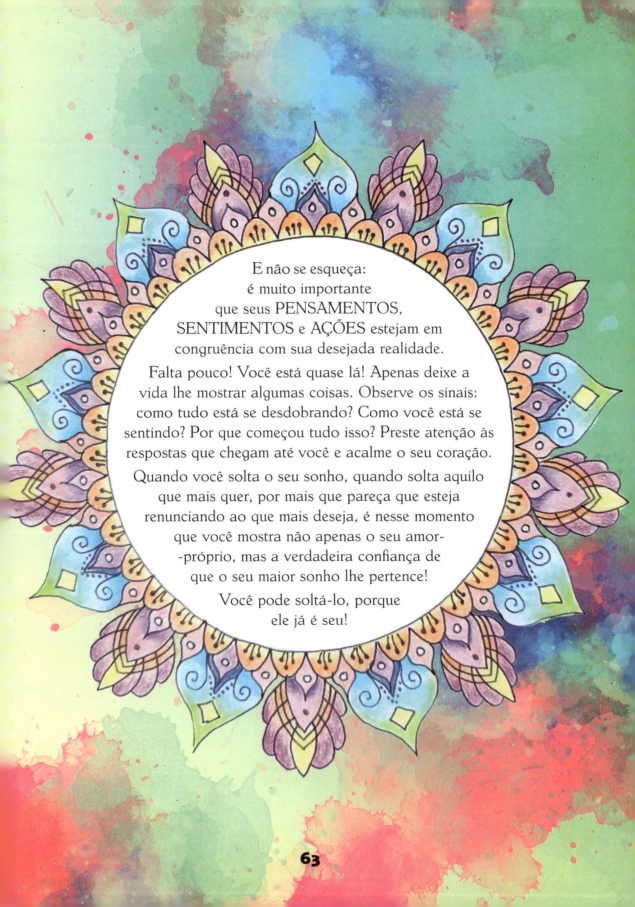

E não se esqueça:
é muito importante
que seus PENSAMENTOS,
SENTIMENTOS e AÇÕES estejam em
congruência com sua desejada realidade.

Falta pouco! Você está quase lá! Apenas deixe a vida lhe mostrar algumas coisas. Observe os sinais: como tudo está se desdobrando? Como você está se sentindo? Por que começou tudo isso? Preste atenção às respostas que chegam até você e acalme o seu coração.

Quando você solta o seu sonho, quando solta aquilo que mais quer, por mais que pareça que esteja renunciando ao que mais deseja, é nesse momento que você mostra não apenas o seu amor-próprio, mas a verdadeira confiança de que o seu maior sonho lhe pertence!

Você pode soltá-lo, porque
ele já é seu!

Taqui-hertz 23: 741

DESBRAVE SEU CÓDIGO GRABOVOI

Os códigos mágicos surgiam com o descobrimento de Gregory Grabovoi. Grabovoi foi reconhecido mundialmente como um dos maiores médiuns dos últimos tempos e foi considerado um dos melhores interpretadores da numerologia, apresentando a todos nós uma teoria extremamente interessante sobre a vibração dos números.

Logo, cada número tem uma vibração e um significado na nossa vida e, se os mentalizarmos, visualizarmos, escrevermos e praticarmos, poderemos alcançar suas vibrações. De modo a obter todos esses poderes, basta saber como aplicar essa estratégia.

Sendo assim, seus códigos são utilizados no mundo inteiro para o desbloqueio dos principais males que afetam a humanidade nas diferentes áreas da vida e geram resultados incríveis para quem faz uso deles.

Através deste exercício, indicarei qual é o código ideal para você neste momento, de acordo com o que está necessitando vibracionalmente. Lembrando que pode utilizar quantos quiser, da maneira que quiser.

520

1- **Atualmente, com qual das situações abaixo se identifica mais?**

A- Estou com problemas de saúde.

B- Está tudo errado na minha vida amorosa.

C- Estou infeliz com minha vida financeira.

D- Não tenho paz nem harmonia em meu lar.

E- Estou desempregado ou em um emprego de que não gosto.

F- Não gosto do meu corpo, de quem eu sou.

Resposta: _____

2- **Se você pudesse realizar um destes sonhos hoje, qual deles escolheria?**

A- Ganhar mais imunidade para ter uma saúde perfeita.

B- Encontrar a minha alma gêmea.

C- Ganhar na loteria.

D- Viver em paz com minha família.

E- Trabalhar com o que eu amo.

F- Transformar alguma parte de que não gosto no meu corpo.

Resposta: _____

3- **Se você fosse fazer um pedido para o gênio da lâmpada, qual destes abaixo faria?**

A- Ter vitalidade e energia todos os dias.

B- Me casar, ser realizado e amado em meu relacionamento.

C- Ser milionário.

D- Ter uma família perfeita e harmoniosa.

E- Ser um sucesso na minha profissão.

F- Me sentir lindo e me amar sempre.

Resposta: _____

4- Qual é o seu maior medo?

A- Doença e morte.

B- Relacionamento abusivo e/ou traição.

C- Dívidas ou falta de dinheiro.

D- Brigas e separação familiar.

E- Fracassar profissionalmente.

F- Me acharem feio ou acima do peso.

Resposta: _____

5- Qual seria o dia perfeito para você?

A- Correr no parque, ouvindo minha música preferida.

B- Um jantar romântico com uma pessoa especial.

C- Receber um dinheiro inesperado.

D- Um almoço em família.

E- Ser reconhecido na minha profissão.

F- Dia de princesa/príncipe em um salão para aumentar minha autoestima.

Resposta: _____

Volte e veja qual foi a letra que mais predominou em suas respostas. Mas, antes de tudo, é sempre importante ressaltar que as sequências Grabovoi devem ser faladas número por número, como a sequência que transforma coisas negativas em positivas: 1888948 (leia-se: um, oito, oito, oito, nove, quatro, oito).

Utilize o código indicado para você nos próximos 21 dias. Visualize, desenhe, escreva-o pela sua casa, use como plano de fundo do celular, medite imaginando o número. Seja criativo!

Uma dica legal é colocá-lo em um post-it ou fita crepe e colar em um copo ou garrafa de água. Assim, toda vez que beber, imagine a energia interiorizando dentro de você. Visualize ainda os números grandes, bem coloridos e brilhantes. Enfim, use sua imaginação!

IMPORTANTE: Caso haja empate entre duas letras deve utilizar os dois números Grabovoi em conjunto. Caso queira utilizar algum outro da lista, fique à vontade!

Maioria A: SAÚDE PERFEITA

O número Grabovoi que deve usar por 21 dias é: 1814321

Maioria B: AMOR INCONDICIONAL

O número Grabovoi que deve usar por 21 dias é: 888 412 1289018. Caso esteja especificamente procurando a pessoa amada, use: 591 718 9181419

Maioria C: ABUNDÂNCIA FINANCEIRA

O número Grabovoi que deve usar por 21 dias é: 318798. Caso esteja precisando de algum dinheiro inesperado imediato, use: 520

Maioria D: HARMONIA E FELICIDADE FAMILIAR

O número Grabovoi que deve usar por 21 dias é: 285555901

Maioria E: DESENVOLVIMENTO E SUCESSO PROFISSIONAL

O número Grabovoi que deve usar por 21 dias é: 138

Maioria F: AMOR PRÓPRIO E AUTOESTIMA

O número Grabovoi que deve usar por 21 dias é: 491 819 51749814

Comando para ativar os códigos pela primeira vez, diga em voz alta:

"Eu, (fale o seu nome), ativo o poder da presença do criador 1231115025 em minha vida, eliminando toda resistência no meu inconsciente 548491698719, cancelando em mim os medos 48971281948, harmonizando completamente o meu presente 71042, eliminando memórias emocionais 61988184161 através da luz pura do criador 12370744, solucionando, assim, todos os problemas 9788819719. O Universo está no comando agora, pois tudo é possível 5197148."

Taqui-hertz 24:
SEU ARQUÉTIPO DE PERSONALIDADE

O comportamento humano é influenciado de modo decisivo por símbolos e arquétipos sagrados. Existem os de luz como a coruja, águia, flor de lótus, cavalo e muito mais, e também os de personalidade.

Os arquétipos de personalidade determinam as características, valores, motivações e traços de cada ser humano. Este material é baseado na obra do psicanalista Carl Jung, que define quais das suas representações visuais e símbolos influenciam com mais força o inconsciente, as emoções, os comportamentos e as decisões na vida.

A explicação central é que cada pessoa é regida, antes mesmo de estabelecer sua existência neste plano, por um arquétipo da personalidade dominante. Tudo porque esse recurso extraordinário amplifica as energias de vibração potencializadas pelos sagrados para emanar alegria, transformação, liderança, sabedoria, coragem e harmonia cósmica.

Neste exercício, você identificará seu arquétipo de personalidade dominante para ajudá-lo a conhecer melhor sua essência, o que predomina no escopo do seu comportamento e como aplicar esse conhecimento.

O quanto as seguintes afirmações se aplicam a você?

Dê uma nota a elas, de 1 a 3, sendo:

1- Não me identifico com isso.

2- Me identifico um pouco com isso.

3- Me identifico muito com isso.

1- As pessoas são dignas de confiança.

① ② ③

2- Tenho facilidade em ter o que quero.

① ② ③

3- Sou determinado a atingir meus objetivos.

① ② ③

4- As pessoas gostam de ouvir os meus conselhos.

① ② ③

5- Me apaixono facilmente.

① ② ③

6- Para mim, todos os homens e mulheres são iguais.

① ② ③

7- Sou muito autoritário e incapaz de delegar minhas atividades.

① ② ③

8- Meu maior talento é a criatividade e imaginação.

① ② ③

9- Percebo-me me vitimizando constantemente.

① ② ③

10- Gosto de quebrar padrões e questionar verdades absolutas.

① ② ③

11- Meu maior talento é autonomia, ambição, ser fiel à minha alma.

① ② ③

12- Minha missão é ajudar outras pessoas.

① ② ③

13- Sou muito otimista e vejo o lado bom em tudo e todos.

① ② ③

14- Posso ser manipulador.

① ② ③

15- Não fujo da minha missão.

① ② ③

16- Tenho medo de ser enganado, iludido ou não estar a par das coisas.

① ② ③

17- Tenho medo de ficar sozinho.

① ② ③

18- Meu lema é: "Só se vive uma vez!".

① ② ③

19- Adoro o poder e o comando.

① ② ③

20- Amo tudo que é relacionado à arte.

① ② ③

21- Não gosto de me destacar.

① ② ③

22- Sou ousado e inconformado.

① ② ③

23- Tenho o desejo de viajar o mundo e conhecer novas culturas.

① ② ③

24- Sou extremamente generoso.

① ② ③

25- Já me chamaram de ingênuo.

① ② ③

26- Tenho compreensão das leis fundamentais do Universo.

① ② ③

27- Já me chamaram de arrogante.

① ② ③

28- Amo estudar e sempre estou em busca de mais conhecimento.

① ② ③

29- Gosto de agradar os outros e de demonstrar afeto.

① ② ③

30- Sou o engraçado da turma e sempre faço palhaçadas.

① ② ③

31- Sou um líder nato.

① ② ③

32- Tenho o desejo ardente de criar coisas o tempo inteiro.

① ② ③

33- Exponho pouco minha opinião.

① ② ③

34- Sou fiel aos meus valores e dificilmente sou influenciado.

① ② ③

35- Não gosto de ficar preso.

① ② ③

36- Não admito ingratidão.

① ② ③

37- Tenho confiança nas minhas capacidades.

① ② ③

38- Não gosto de perder de jeito algum.

① ② ③

39- Tenho bons argumentos lógicos.

① ② ③

40- Gosto de fazer as pessoas rirem.

① ② ③

41- Não gosto de rotinas e da mesmice.

① ② ③

42- Meu lema é "regras foram criadas para serem quebradas".

① ② ③

43- Sou coração puro e muito sensível.

① ② ③

44- Gosto de ter controle de tudo e de todos.

① ② ③

45- Sempre sou a "mãezona" ou o "paizão" do grupo.

① ② ③

46- Estou sempre criando algo novo.

① ② ③

47- Não gosto de ser excluído.

① ② ③

48- Estou sempre buscando a felicidade e o lado positivo.

① ② ③

Tabela de Resultados:

INOCENTE

Afirmação:	Pontos:
1 _____	
13 _____	
25 _____	
48 _____	

Resultado:

AMANTE

Afirmação:	Pontos:
5 _____	
17 _____	
29 _____	
43 _____	

Resultado:

MAGO

Afirmação:	Pontos:
2 _____	
14 _____	
26 _____	
37 _____	

Resultado:

TOLO/COMEDIANTE

Afirmação:	Pontos:
6 _____	
18 _____	
30 _____	
40 _____	

Resultado:

HERÓI

Afirmação:	Pontos:
3 _____	
15 _____	
27 _____	
38 _____	

Resultado:

GOVERNANTE

Afirmação:	Pontos:
7 _____	
19 _____	
31 _____	
44 _____	

Resultado:

SÁBIO

Afirmação:	Pontos:
4 _____	
16 _____	
28 _____	
39 _____	

Resultado:

CRIADOR

Afirmação:	Pontos:
8 _____	
20 _____	
32 _____	
46 _____	

Resultado:

ÓRFÃO

Afirmação: Pontos:

9 _____ ☐

21 _____ ☐

33 _____ ☐

47 _____ ☐

Resultado:

EXPLORADOR

Afirmação: Pontos:

11 _____ ☐

23 _____ ☐

35 _____ ☐

44 _____ ☐

Resultado:

REBELDE

Afirmação: Pontos:

10 _____ ☐

22 _____ ☐

34 _____ ☐

42 _____ ☐

Resultado:

CUIDADOR

Afirmação: Pontos:

12 _____ ☐

24 _____ ☐

36 _____ ☐

45 _____ ☐

Resultado:

A pontuação mais alta representa o arquétipo que está vivenciando no momento.

O Inocente

Um dos arquétipos mais otimistas. Ele busca felicidade acima de tudo e vê sempre o lado bom das coisas. O inocente acredita em um mundo melhor, com todas as pessoas conquistando o que desejam. Ele quer agradar, pertencer e ser reconhecido. Além de sempre vislumbrar um mundo melhor, mais justo e solidário.

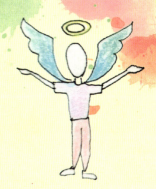

O Mago

Considerado um grande revolucionário, ele consegue fazer com que as coisas aconteçam e transforma sonhos em realidade. Sabe traçar uma meta e guiar os demais até ela. Tem confiança em suas capacidades e a transmite com facilidade aos outros.

É carismático, e há quem possa considerá-lo um total visionário. Lembre-se que todo poder acarreta uma responsabilidade, atente-se para que o seu não escape das mãos.

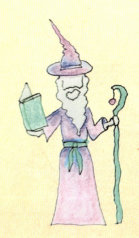

O Herói

Outra personalidade voltada para o poder. Ele acredita que com vontade, dedicação e coragem pode conquistar qualquer coisa. Assim, não mede esforços para atingir seus objetivos.

Ele apresenta vitalidade e força para não perder de jeito nenhum, e é bastante ambicioso e controlador. Há quem possa pensar que, em certas ocasiões, possa aparentar um pouco de arrogância, mas, para ele, a questão é que para ser capaz de superar qualquer obstáculo é preciso acreditar em si mesmo.

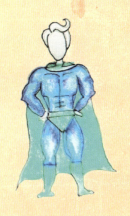

O Sábio

Ele representa o pensador livre, que faz do intelecto e conhecimento as principais razões de sua existência. Apoia-se sempre em argumentações lógicas e harmoniosas. Sabe que não há nada pior que viver na obscuridade, afastado da luz da sabedoria e da verdade.

O sábio é metódico e detalhista e acredita que a verdade é libertadora. Provavelmente não é um grande ser de ação, mas é uma pessoa a qual todos recorrem quando necessitam de uma opinião fundamentada ou uma visão inteligente.

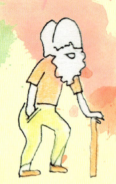

O Amante

Beleza, estética e romance são valores importantes para este perfil que tem medo de ficar sozinho e está sempre buscando se relacionar. Ele é puro coração e sensibilidade.

O amante não tem dificuldades para demonstrar afeto. Corre o risco de amar mais aos outros que a si mesmo. Cuida das relações interpessoais e pode ser o melhor dos amigos.

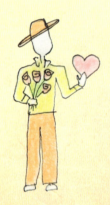

O Tolo/Comediante

A vida só se vive uma vez e deve ser bem vivida. Sempre haverá tempo para sofrimentos e, enquanto for possível, é preciso rir e fazer rir. Obviamente, as pessoas o conhecem e confiam nele para isso, e ele não costuma decepcioná-las. É difícil se lembrar da palavra tédio quando se está ao seu lado.

O comediante não tem máscaras e não se preocupa muito com o que os outros vão pensar. Porém, pode ter dificuldade para planejar o futuro.

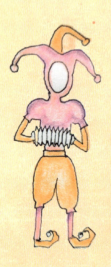

O Governante

É o líder clássico: responsável, estável e apto a ditar as regras do jogo. Preza por excelência e gosta de ter o controle. Tem fácil adaptação a qualquer sistema ou regra.

O governante quer que os outros façam o que ele diz e apresenta sempre argumentos para isso. Em certas ocasiões, pode ser acusado de ser autoritário, mas, para ele, é melhor assim do que deixar que as coisas passem de mão em mão e acabem mal feitas.

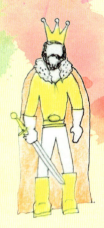

O Criador

Criatividade é o que define a pessoa que vive esse arquétipo. O criador expressa esse dom por meio de ações significativas, cheias de imaginação e genialidade.

Adora novidades e transformar as coisas para originar algo totalmente novo, com sua marca. É espirituoso, inconformado e autossuficiente. Porém, pessoas guiadas por esse arquétipo podem ter bloqueios por acharem que suas criações não são boas o suficiente.

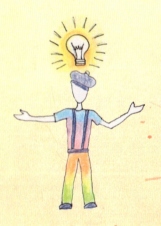

O Órfão

Com o desejo de pertencer a grupos, esse perfil busca se tornar igual aos outros, por isso expõe muito pouco o que realmente pensa e sente. Geralmente se decepciona pela sua constante necessidade de atenção.

Este tipo de perfil costuma se vitimizar e não gosta de ser excluído de jeito nenhum e nem de se destacar.

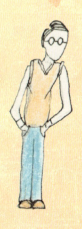

O Rebelde

Essa personalidade gosta de quebrar regras e é fiel aos próprios valores, não sendo influenciado pelo que os outros pensam. Ele é provocador e não gosta de agir por influência.

Há uma força desse arquétipo que diz que muitas coisas podem ser melhoradas e que está em suas mãos fazer acontecer. Não se acomoda, é alguém que luta por aquilo que crê e não considera que uma ordem seja correta só pelo fato de ter sido estabelecida. Um total revolucionário.

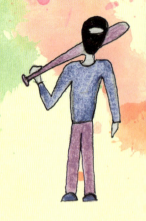

O Explorador

Para este padrão, a liberdade é o valor mais importante, representa o viajante ousado, que sai sem destino certo e sempre está aberto a novas aventuras e experiências. Ele deseja conhecer cada vez mais o mundo e a si mesmo.

Pode cair no erro de nunca encontrar o seu ideal. Gosta de viajar e conhecer coisas novas, e não há nada que odeie mais que se sentir preso ou notar que alguém limita a sua liberdade. Seguramente, se o explorador reencarnasse em forma de pássaro, sentir-se-ia em um mar de contentamento.

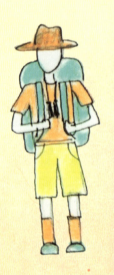

O Cuidador

É guiado pelo lema "fazer para os outros o que faz por si mesmo". Logo, este arquétipo tem o grande desejo de ajudar as pessoas e teme por elas ao imaginar momentos ou situações difíceis.

O cuidador se sente mais forte do que os outros e, por isso, acaba esbanjando uma proteção quase maternal. Pode caracterizar o mártir que censura os demais por seus sacrifícios. Portanto, deve-se tomar cuidado, pois tem a tendência de colocar a vontade dos demais acima da dele.

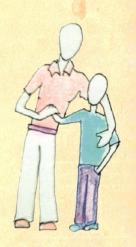

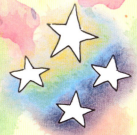

Taqui-hertz 25:
ATIVANDO TODAS AS FERRAMENTAS

Já imaginou passar os próximos 25 dias experimentando, na prática, o poder de cada uma dessas Taqui-hertz? Pois bem, essa última ferramenta vai possibilitar que faça exatamente isso.

Pense que os seus próximos 25 dias serão dedicados, integralmente, à manifestação de algo que queira muito e, a partir do momento que tiver certeza do que deseja manifestar, o seu 25º Taqui-hertz é um convite para colocar cada uma dessas ferramentas em prática, utilizando uma por dia.

Veja abaixo como você pode fazer isso:

Dia 01 - Pegue o seu 1º Taqui-hertz e passe o dia pensando nos seus cinco segredos:

Desejo Definido
Desejo Ardente
Desejo Constante
Desejo Inabalável
Desejo Grato

Dia 02 - Concentre-se no 2º Taqui-hertz para desenvolver o Cocriador 3D: Decidido, Disposto e Disciplinado;

Dia 03 - Tire um momento do seu dia para montar a fotografia mais importante do mundo;

Dia 04 - Prepare-se para praticar a Visualização Turbo 06;

Dia 05 - Busque tirar alguns minutos ou horas para validar de que modo o sabotador mais perigoso do mundo está atrapalhando na manifestação do que você mais quer;

Dia 06 - Tire uma parte deste dia para lidar com a sua sexta ferramenta e ver de que forma o sabotador mais comum é um empecilho na materialização dos seus sonhos;

Dia 07 - Faça o que for preciso, mas encare o monstro das mil desculpas e veja que você é mais forte que ele;

Dia 08 - Chegou a hora de lidar com o seu processo de catarse. Se ela ainda não aconteceu para você, a proposta se mantém. O que precisa aprender com isso?

Dia 09 - Este é um dia muito especial, pois aqui escreve a carta do futuro, o texto que o permitirá lembrar a razão pela qual começou tudo isso e porque ir até o final valeu a pena;

Dia 10 – Esta etapa deve ser realizada à noite e será muito especial, porque colocará em prática o seu 10º Taqui-hertz somente quando for dormir;

Dia 11 - A partir daqui você começa a desenvolver o seu 11º Taqui-hertz de manhã, ao acordar;

Dia 12 - Este será um dia maravilhoso, pois vai dedicá-lo completamente à frequência da cocriação;

Dia 13 - Este também é um dia importante, porque você se sintonizará totalmente com a frequência da alegria;

Dia 14 - Você está pronto para viver como se fosse realidade?;

Dia 15 – Neste dia praticará a constância dos pensamentos positivos;

Dia 16 – Aqui, bloqueará os pensamentos ruins;

Dia 17 - Utilize o 17º Taqui-hertz para entrar em meditação;

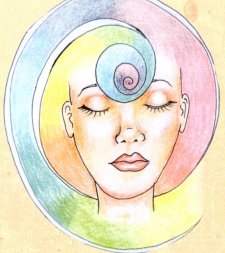

Dia 18 ~ Aprenda a se amar e reconhecer que é merecedor do que mais deseja;

Dia 19 - Alinhe o que anseia com as Leis Universais e respeite esse processo;

Dia 20 - Ative a aceitação para se abrir para a mudança;

Dia 21 - Solte aquilo que mais deseja, porque já confia que o tem;

Dia 22 ~ Faça a aferição da temperatura do seu sonho e descubra se ela está quente, morna ou fria;

Dia 23 ~ Receba o Código Grabovoi indicado e pratique essa técnica por 21 dias;

Dia 24 ~ Realize o teste e descubra seu arquétipo de personalidade dominante e entenda alguns padrões de comportamento;

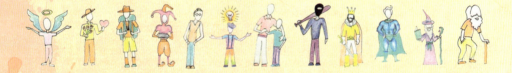

Dia 25 - Envie uma mensagem me contando todas as coisas grandiosas que aconteceram na sua vida desde que ativou as suas 25 Ferramentas Taqui-hertz!

É isso, meu amor! Eu amo muito você!
Com muito carinho, meu beijo de luz!

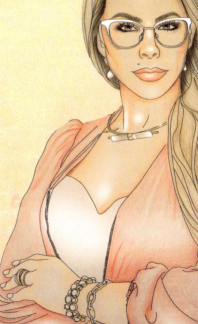

Conclusão

Você já está com uma vida nova; um caminho emocional muito mais promissor. Depois de tudo o que vimos até aqui, eu lhe garanto que o seu emocional já está muito mais forte! Você é luz, gratidão, pura Energia Criadora, não se esqueça disso.

Então, querido ser que me acompanhou até aqui com tanto afinco, nesta grande troca de ideias e aprendizados, eu agradeço a sua presença neste planner de ferramentas e em minha vida. Saiba que passei por uma imensidade de descobertas em minha trajetória, algumas horas navegando por mares de emoções calmas e pacíficas, outras passando por verdadeiras tormentas emocionais, daquelas que quase tombaram a embarcação.

Após essas marés, baixas e altas, intempestivas ou promissoras, tudo o que desejo compartilhar com você hoje são rotas mais seguras, após ter percorrido muitas delas. É como se eu tivesse um mapa em minhas mãos e entregasse a você, de todo meu coração, a fim de que, na sua história, você possa evitar os percursos mais complicados. Mas lembre-se sempre do verdadeiro responsável pelo trajeto e pela embarcação: você, caro leitor, dono de si, do seu destino, da firmeza emocional que determina a (bio)dinâmica de cada uma das suas atitudes, pensamentos e emoções.

Você, detentor de uma Assinatura Energética única, ultra particular e intransferível, e responsável pela Frequência Vibracional® inserida nas milhões de células que compõem tudo no seu ser, definindo seu caminho e as consequências das suas escolhas. Saiba que ser feliz é uma escolha sua. Ter um DNA perfeito, alinhado com os sonhos que o movem e o fazem respirar, também é uma escolha sua! Portanto, reprograme-se para o amor, para o bem. Esteja preparado para viver a sua vida com toda a emoção que só você pode se proporcionar.

Por fim, sou grata pela minha construção e pelos meus seguidores, aqueles que me acompanham, ampliam e potencializam o meu trabalho. Por poder disponibilizar o conteúdo deste planner de ferramentas com você. Sou grata pelo caminho e construção de vida que me permitiram me transformar em uma palestrante internacional. Daí veio a possibilidade de amplificar o alcance de palavras e práticas que elevam a qualidade de vida humana e permitem que eu tenha acesso e até trabalhe junto de profissionais e estudiosos que sempre admirei e que também fazem parte da minha formação. Sou grata por ter encontrado a minha alma gêmea, pela família, pelos meus filhos.

Obrigada pela possibilidade que você, leitor ou leitora, me forneceu ao me permitir entrar em seu Universo para falar de reprogramação de DNA por emoções mais saudáveis, mais amorosas e mais prósperas. Mais uma vez, obrigada por compartilhar esse percurso comigo. Desejo a você um DNA perfeito, emoções alinhadas com paz, prosperidade e amor.

Gratidão! Eu amo você!

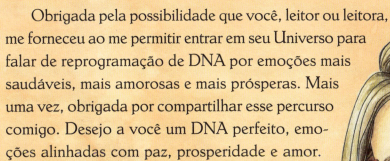

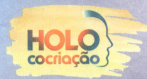
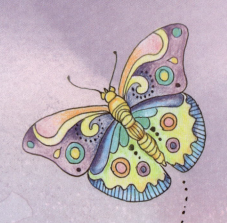

Oláaaa Holo Cocriador de Tudo!

Você está recebendo um PRESENTE do Universo!

Uma técnica exclusiva, em formato de holofractometria, para desbloquear a prosperidade e abundância em sua vida.

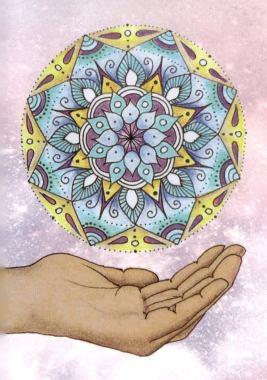

Mas o que é uma Holofractometria?

A holofractometria age como um Holograma Multidimensional Fibonacci. São fractais emissores de energia através da Geometria Arquetípica Sagrada, criada por mim, Elainne Ourives.

Tudo o que existe é energia e informação, ou seja, tudo é formado por átomos em diferentes frequências e vibrações.

Só a vibração da harmonia é capaz de emanar a frequência para cocriar novas realidades. Tudo o que não possui essa vibração, estará vibrando em frequências lentas e densas.

É o cérebro que ativa essa força, quando direcionamos nossa poderosa atenção no que desejamos.

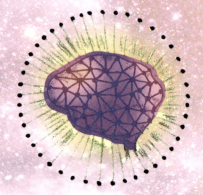

WWW.HOLOCOCRIACAO.COM.BR

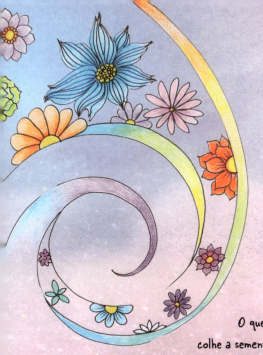
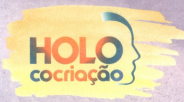

O PODER DA HOLOFRACTOMETRIA

O que você fecundar na vida garantirá a sua colheita. Quem escolhe a semente que será cultivada é você, unicamente. Ela pode germinar amor, se você plantar amor. Alegria, se receber emoções felizes. Paz, harmonia e gratidão, se isso for introjetado por sua natureza e consciência de luz. A escolha é sempre sua, o livre arbítrio também.

Quem semeia o bem, colhe o sabor da gratidão do Criador. Dizem que as sementes são mágicas, carregam a centelha da vida e o amor resplandecente do Universo. Cada semente tem seu tempo para crescer, expandir e se tornar uma planta frondosa e exuberante.

Elas estão associadas ao tempo do Universo, à dinâmica da criação e ao fluxo quântico da própria existência. Podem parecer inertes e inativas por muito tempo, mas sempre vão surgir e brotar com a expansão e o aprendizado da consciência. Mais uma vez: é você quem escolhe a semente mais adequada para ser cultivada no solo fértil do Universo.

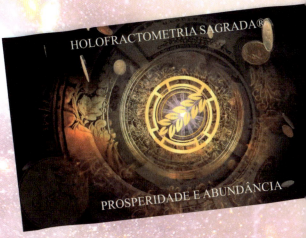

WWW.HOLOCOCRIACAO.COM.BR

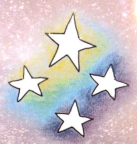

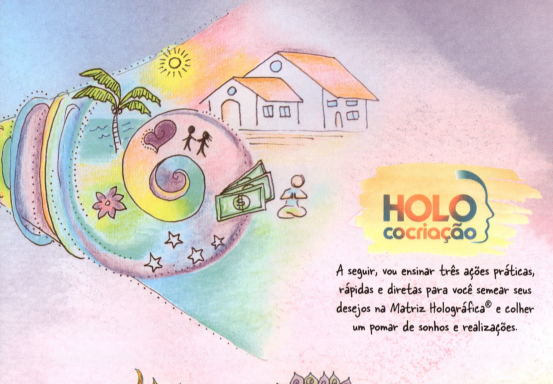

A seguir, vou ensinar três ações práticas, rápidas e diretas para você semear seus desejos na Matriz Holográfica® e colher um pomar de sonhos e realizações.

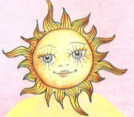

1. Agradeça logo pela manhã, pela materialização do seu desejo. Imagine seu sonho em forma de semente, sendo plantado no terreno sagrado do Universo.

2. Depois de plantar no solo do Universo, visualize, com as palmas das mãos abertas, jogando energia rosa sobre a semente do seu desejo, com muito amor, carinho e gratidão.

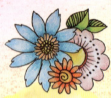

3. Veja a semente do seu sonho se tornando uma árvore frondosa e imensa, no núcleo do vácuo quântico. Em cada ramo da planta, você observa flores encantadoras de luz que contém em seu centro a imagem holográfica da realização de seus sonhos.

HOLO COCRIAÇÃO DE OBJETIVOS SONHOS E METAS

WWW.HOLOCOCRIACAO.COM.BR

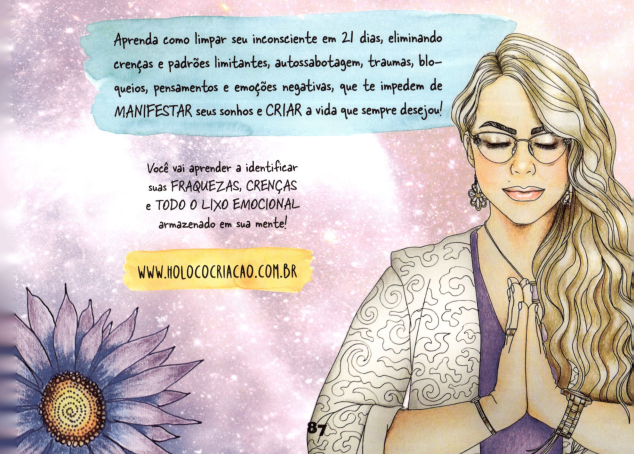

HOLO cocriação

JA IMAGINOU RESOLVER TODOS OS PROBLEMAS DA SUA VIDA

Vou revelar o grande segredo para alinhar de vez sua Frequência Vibracional® e conquistar a vida que você merece e deseja.

Aprenda como limpar seu inconsciente em 21 dias, eliminando crenças e padrões limitantes, autossabotagem, traumas, bloqueios, pensamentos e emoções negativas, que te impedem de MANIFESTAR seus sonhos e CRIAR a vida que sempre desejou!

Você vai aprender a identificar suas FRAQUEZAS, CRENÇAS e TODO O LIXO EMOCIONAL armazenado em sua mente!

WWW.HOLOCOCRIACAO.COM.BR

Reprogramação da Frequência Vibracional®

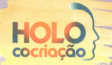

No lado das sombras estão as emoções de baixa frequência, como medo, escassez, falta, reclamação e não compreensão sobre os poderes da mente.

O Modelo Ourives Quantum Hertz de Reprogramação Mental 360° do Holo Cocriação, permite que você saia da polaridade de baixas frequências, posicionadas em padrões inferiores a 100 ou 50 hertz, através da reprogramação das suas emoções, eliminando tudo que lhe impede de vibrar em outra polaridade. A Holo Cocriação vai reprogramar a sua Frequência Vibracional® instantaneamente!

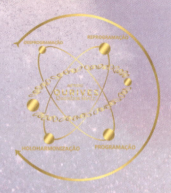

Como Funciona a Metodologia:

0 — CICLO DE 7 DIAS / DESINTOXICAÇÃO / LIMPEZA
DESINTOXICAÇÃO
Técnica para desinstalar programas negativos que estão na memória ancestral de sua alma e DNA (PREPARAÇÃO – 7 DIAS).

1 — CICLO DE 21 DIAS / DESPROGRAMAÇÃO / VITIMIZAÇÃO
DESPROGRAMAÇÃO
Remoção e limpeza de memórias inconscientes e desbloqueio de crenças com a frequência do Universo (432 Hertz – 21 Dias).

2 — CICLO DE 21 DIAS / REPROGRAMAÇÃO / COCRIAÇÃO
REPROGRAMAÇÃO
Aumento de poder e conquista de metas. Frequência do milagre (528 Hertz – 21 Dias).

3 — CICLO DE 21 DIAS / PROGRAMAÇÃO / DESPERTAR
PROGRAMAÇÃO
Programação total da mente para criação de uma nova realidade. Cocriação de sonhos e metas. Frequência da cocriação (1122 Hertz – 21 Dias).

WWW.HOLOCOCRIACAO.COM.BR

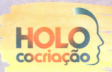

Um treinamento 100% ONLINE, prático, dinâmico, com mais de 200 horas de aulas gravadas, dividido em três ciclos.

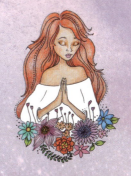

1º CICLO DE 21 DIAS DESPROGRAMAÇÃO VITIMIZAÇÃO

Aumento de poder e remoção e limpeza de memórias inconscientes e desbloqueio de crenças. Frequência do Universo (432 Hertz - 21 Dias).

2º CICLO DE 21 DIAS REPROGRAMAÇÃO COCRIAÇÃO

Conquista de metas. Frequência do milagre (528 Hertz - 21 Dias).

3º CICLO DE 21 DIAS PROGRAMAÇÃO DESPERTAR

Despertar e cocriação consciente para uma nova realidade. Frequência da cocriação (1122 hertz - 21 dias).

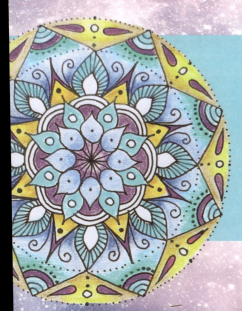

DETOXE-ME
HERTZ
Limpeza e desintoxicação da mente!

Técnica para desinstalar programas negativos que estão alojados em sua alma e DNA, nutridos desde a ancestralidade, vidas passadas e registrados em sua memória celular.

A causa de todas as doenças e problemas são exatamente os sentimentos negativos armazenados em seu pré-consciente.

WWW.HOLOCOCRIACAO.COM.BR

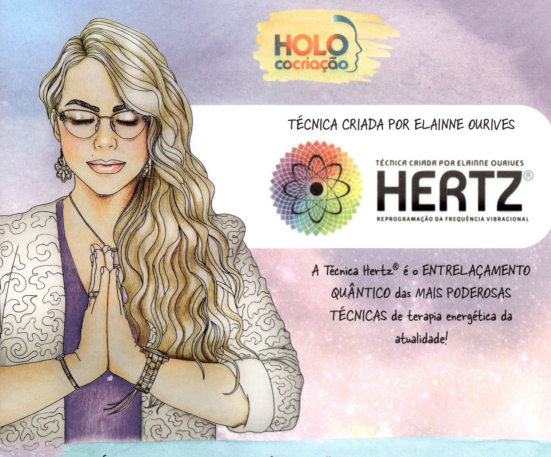

HOLO cocriação

TÉCNICA CRIADA POR ELAINNE OURIVES

HERTZ®
REPROGRAMAÇÃO DA FREQUÊNCIA VIBRACIONAL

A Técnica Hertz® é o ENTRELAÇAMENTO QUÂNTICO das MAIS PODEROSAS TÉCNICAS de terapia energética da atualidade!

É uma técnica simples, prática, de fácil aplicação e extremamente poderosa com resultados cientificamente comprovados, que quando utilizada ELIMINA crenças sabotadoras e a negatividade gerada pelas emoções de baixo nível vibracional.

- 2 Milhões de usuários;
- Cientificamente comprovada;
- 2 Mil Comprovações Científicas Registradas em Cartório.

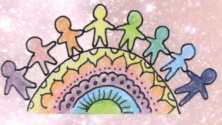

WWW.HOLOCOCRIACAO.COM.BR

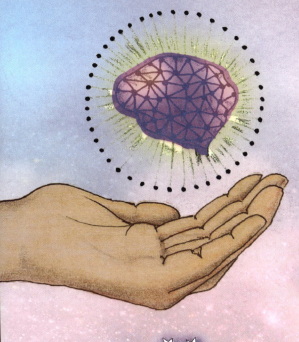
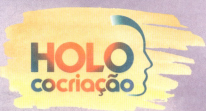

Descubra como mais de
100 MIL ALUNOS,
com problemas iguais aos seus, aceleraram seu processo de reprogramação mental em 300%

Holo Cocriação foi desenvolvido para ensinar como entrar em ressonância vibracional com seus objetivos, sonhos e metas.

É um treinamento de alto impacto que une TÉCNICAS PODEROSAS para eliminação de crenças negativas, medos e bloqueios, resultando no aumento de sua Frequência Vibracional®.

Quando você se conscientizar de que, sob certos parâmetros, é um ser ilimitado em um Universo abundante, passará a criar abundância ao invés de escassez, harmonia ao invés de conflitos e disputas.

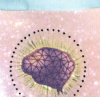

O treinamento ensina a trabalhar com técnicas, métodos e estratégias para maximizar o poder que já existe em sua mente, reforçando a realização de tudo o que deseja, seja no lado financeiro, pessoal, espiritual e emocional.

WWW.HOLOCOCRIACAO.COM.BR

Dica de Ouro da Gênia

Vou revelar algo extraordinário. Sabe a história do gênio da lâmpada mágica? Aquela em que se esfrega uma lâmpada misteriosa e se pode pedir três desejos? Ou melhor, qualquer desejo? Então, pelas leis espirituais do Universo e os conceitos da física quântica, esse gênio existe. Mas, mais do que isso, ele está dentro de você. Mais detalhadamente, ele é você, é o seu Mestre Interior, o seu Eu Superior, a Consciência Divina que habita na sua alma, o seu ser absoluto e infinito.

Esta metáfora sugere, ainda, um poder limitado. Contudo, segundo a Física Quântica e as leis do Universo, esse poder é infinito e as possibilidades são ilimitadas. Eu estou falando, especificamente, do Universo das infinitas possibilidades e da força do olhar do observador para a cocriação da realidade.

Simbiose perfeita

A fusão dessas duas leis perpétuas e comprovadas pela ciência moderna garante a capacidade de você pedir e produzir mais do que apenas três desejos. Na verdade, não há limite ou horizonte definido, espacial ou temporalmente, para você realizar qualquer desejo. Diferentemente do gênio da lâmpada mágica, você não tem apenas três superdesejos para requerer: todas as possibilidades estão ao seu dispor, em estado de inércia material e superposição quântica. Este é o poder da escolha, do livre-arbítrio cósmico e a manifestação do TODO em sua verdade como ser universal.

92

Um espaço só seu!
Escreva, desenhe, rabisque e faça colagens aqui.
Aproveite estas páginas para materializar seus sonhos.

Onde Encontrar

Conteúdos Exclusivos

▶ @elainneourives

⊙ @elainneourivesoficial

f /elainneourives

Este planner foi impresso pela
gráfica Geográfica em papel offset 150g
em outubro de 2022.